Ⓢ新潮新書

アンデシュ・ハンセン
Anders Hansen

久山葉子［訳］

スマホ脳

882

新潮社

初期人類が遺した最大の遺産は、現代的な考え方だ。

――スティーブン・ピンカー［訳註：心理学者］

ハンス・オーケ・ハンセン（１９４０〜２０１１年）、
ヴァニヤ・ハンセン、
ビョルン・ハンセンに捧げる

まえがき

2018年5月、私はアメリカ精神医学会（APA）が毎年開催する学会でニューヨークを訪れた。世界最高レベルの脳科学者たちが、最新の研究成果を発表する場だ。それを聴くために、世界各地から1万人もの同業者が一堂に会す。〝双極性障害〟という単語がこれほど飛び交う場所は他にないだろう。

APAのような学会で興味深いのは、講演だけではない。同じくらい刺激的なのは、精神科医や研究者たちが今どんなことに関心をもっているかだ。この2018年の春、多数の同業者が同じことを質問し合っていた。「デジタル化が進む今、人間は自らをどんな危険にさらしているんだろうか。大人だけでなく子供まで巻き込んで、まるで壮大な実験をしているみたいだ」

誰も明確な答えは持っていないが、ある1点では合意していた。この10年の人類の行動変容、つまりコミュニケーションや互いを比べあう手段が変わったのは、あまりに大きな変化で、想像以上に深刻な影響をもたらすかもしれない。心の不調で受診する人が、ここ10年、特に若い人の間で著しく増加している。その一因は、一気にデジタル化したライフスタイルにあるのではないか？

その学会でも、答えよりも問いのほうが多い状態だった。とはいえ、皆目見当がつかないわけではない。デジタル化が脳に及ぼす影響は、研究自体がまだ黎明期とはいえ、日々知識が構築されている状態だ。

学会が終わってから、ふと気づいた。人類史上、ここ数十年ほど急速にライフスタイルが変化したことはない。しかも変わったのはデジタル関連の習慣だけではない。これまで人類が体験したことのない種類のストレスが存在するようになった。睡眠時間が減り、座っている時間が増えた。そういうことは全部、脳にしてみれば未知の世界なのだ。これがどういう結果を引き起こすのか――この本は、それに答えようとした結果だ。

アンデシュ・ハンセン

コロナに寄せて——新しいまえがき

今あなたが手にしている本は**人間の脳はデジタル社会に適応していない**という内容だ。昨今のコロナ危機で、スマホが外界とのライフラインになった今、読むべき本なのだろうか。

そんな今だからこそ読むべきだ、と私は思う。まずは最初から説明させてほしい。現在、大人は1日に4時間をスマホに費やしている。10代の若者なら4～5時間。この10年に起きた行動様式の変化は、人類史上最速のものだ。それにはどんな影響があるのだろうか。本書『スマホ脳』では、その点を突き詰めたかった。そして私は科学の力に頼ろうと決めた。これまでの研究で、デジタル社会についてどんなことがわかっているのだろうか。私たちの心の健康にどんな影響があるのか。睡眠や集中力への影響は？子供や若者には？　学校教育は？　憶測や主観的な意見ではなくて、ちゃんと研究結果が出ている点はあるのだろうか。

まず気づいたのは、人間はスマホの使用時間云々よりもはるかに大きな問題に直面しているということだ。私は精神科医なので、精神的不調で受診する人がますます増えていることには気づいていた。スウェーデンではなんと、大人の9人に1人以上が抗うつ剤を服用しているし、同様の統計が多くの国で見られる。この増加は、ここ数十年で私たちが裕福になり、GDPが上昇するにつれて起きた。良い暮らしができるようになったのにむしろ不健康になるなんて、いったいどういうわけだろうか。

本書『スマホ脳』は、その矛盾を理解しようとする過程で生まれた。なぜこれほど多くの人が、物質的には恵まれているのに、不安を感じているのだろうか。今までになく他人と接続しているのに、なぜ孤独を感じるのか。それが次第にわかってきた。答えの一部は、今、私たちが暮らす世界が人間にとって非常に異質なものだという事実だ。このミスマッチ、つまり、私たちを取り巻く環境と、人間の進化の結果が合っていないことが、私たちの心に影響を及ぼしているのだ。

自動車や電気やスマホは、あなたや私にとってごく自然な存在だ。それらがない世界なんて、今では考えられない。しかし今のこの社会は、人間の歴史のほんの一瞬にすぎない。地球上に現れてから99・9%の時間を、人間は狩猟と採集をして暮らしてきた。私たちの脳は、今でも当時の生活様式に最適化されている。脳はこの1万年変化していない――それが現実なのだ。生物学的に見ると、あなたの脳はまだサバンナで暮らしている。

だからどうなんだ、と思うかもしれない。森に引っ越して、シカを狩って暮らせとでもいうのか？　そう、そんなのもちろん無理だ。それでも、生物学的にはサバンナの時代から変わっていないという事実が、重要な鍵になる。なぜ人間に**睡眠**や**運動**の必要性、それに**お互いへの強い欲求**が備わっているのかを理解するために。

こうした欲求を無視し続けると、精神状態が悪くなる。しかし、私たちは年々その事実に目を背けているようなのだ。睡眠時間は減っており、先進諸国のほとんどで、睡眠障害の治療を受ける若者がこの10年で爆発的に増えている。例えばスウェーデンでは、睡眠れなくて受診する若者の数が２０００年頃と比べて8倍にもなった。

身体を動かす機会も減り、昔のような形では人と会わなくなった。多くの人――特に若い人が、以前よりも孤独を感じている。新型コロナで外出を控えるようになるずっと前から。

睡眠、運動、そして他者との関わりが、精神的な不調から身を守る3つの重要な要素だ。それは研究でもはっきり示されている。それらが減ると、調子が悪くなる。守ってくれる要素がなくなるからだ。だから生活は快適になったのに、なぜ精神状態が悪くなるのか理解できるようになる。

現代社会と人間の歴史の「ミスマッチ」が重要な鍵になるのは、人間の心の状態だけではない。例えば、コロナ危機を見てみよう。地球全体が2020年の春で止まってしまったかのようだが、私たちはなぜこんなに激しくウイルスに反応するのだろう。

もしあなたがウイルスが心配で眠れなくなるタイプなら、先進諸国でもっとも多い死因である癌や心臓発作についても心配でたまらないはずだ。だが歴史的な視野で見ると、人間の命を奪ってきたのは癌や心臓発作ではない。地球上に現れてから99・9%の時間、飢餓や殺人、干ばつや感染症で死んできたのだ。

つまり、人間の身体や脳は、癌や心臓発作から身を守るようにはできていない。そうではなく、飢餓や干ばつ、感染症から身を守れるよう進化してきた。私やあなたの脳の得意分野はそこなのだ。その類の苦難を生き延びてきた人間の子孫なのだから。

生き延びることを考えたとき、飢餓はとてつもなく恐ろしい脅威だった。だから人間はカロリーを強く欲するよう進化してきた。運よく高カロリーの珍しい果実を見つけたら、すかさず食べろ——祖先はそんな衝動に突き動かされてきたのだ。しかし、カロリーが実質無料のような今の世界で、そんな衝動があるのは非常にまずい。世界中で2型糖尿病や肥満が伝染病のように蔓延した理由がよくわかる。

では、新型コロナウイルスと人間の脳はどう関係があるのだろうか。人間の身体は、大勢が感染症で亡くなるという現実に基づいて進化した。例えば素晴らしい免疫システムを発達させたのもそのひとつだ。それに、感染を回避する行動も身につけた。ウイルスや細菌が身体に入らないように予防するのは、入ってしまってから対処するのと同じくらい重要なのだから。

相手を見ただけで病気だと察知する能力も、そのひとつだ。さらには、感染した人の情報を欲する衝動も持っている。誰と距離を置けばいいのか。そういう情報は命にかかわるほど重要だったのだから。

だから、ニュース速報を見るのをやめられない。コロナ危機の間、テレビやパソコン、スマホから一日中情報が入ってきた。世界の隅々から感染者数や死者数の報告が届き、まるでニュースの竜巻のようだ。その結果、多くの人が途方もないストレスを感じるようになった。

このような危機においては、デジタル機器は重要なツールだ。リモートで仕事をしたり、会わずして友達や家族と連絡を取ったりすることができる。私にとっても、スマホはライフラインだ。アパートでの自粛生活中も、スマホが壁の向こう側へと世界を広げてくれた。でなければ、日に日に壁が迫ってくるような気分だった。

コロナ危機において、デジタルツールは外の世界との架け橋のようなものだ。だが、問題を引き起こすこともある。現在は、噂や陰謀論がSNSを通じてウイルスよりも速いスピードで拡散される。噂の感染拡大は危機における極めて自然な副産物だが、昔は少人数の間で広まるだけだった。それが今では数時間のうちに何百万人にも届く。あまりに大規模な偽情報の拡散に、世界保健機関（WHO）が「私たちはウイルスの感染拡大（パンデミック）に付随して、**インフォデミック**にも襲われている」と注意を呼びかけたほどだ。

偽情報に対して、なぜ人間はこれほど脆弱なのか。それに対して、私たちはどんな手を打てるだろうか。本書『スマホ脳』では、そういった問いも取り上げている。

また、スマホやその他のデジタル画面を見ている時間、つまりスクリーンタイムについても取り上げた。実はこの本を書いたのには個人的な理由がある。1年前、自分が毎日スマホに3時間近く費やしていることに気づいてショックを受けたのだ。3時間もだなんて！

時間の無駄だとわかっていても、私たちはスマホを手放すことができない。ソファに座ってテレビのニュースを観ていても、手が勝手にスマホに向かう。本を読むのは昔から好きだったのに、集中するのが難しくなった。集中力が必要なページにくると、本を脇へやってしまう。そういう経験があるのは私だけではないはずだ。

研究を通して見えてきたのは、いい加減な設定のパソコンがハッキングされやすいのと同じように、私たちの脳もハッキングされる可能性があることだ。賢い企業はとうにそれをやってのけている。私たちの注目を奪う製品を生み出すことによって。ポケットからスマホを取り出すたびに、自分の意思で取り出したと思っているならそれは大間違いだ。フェイスブックやスナップチャット、インスタグラムを運営する企業は、私たちの脳の報酬系をハッキングすることに成功したのだ。10年で全世界の広告市場を制覇したほどの成功ぶりだ。こうした企業が使う手口については、本書の第6章で詳しく学んでほしい。

新しいテクノロジーに適応すればいいと考える人もいるが、私は違うと思う。人間がテクノロジーに順応するのではなく、テクノロジーが私たちに順応すべきなのだ。フェイスブック他のSNSを、現実に会うためのツールとして開発することもできたはずだ。睡眠を妨げないようにも、身体を動かすためのツールにも、偽情報を拡散しないようにもできたはずなのだ。

そうしなかった理由――それはお金だ。あなたがフェイスブックやインスタグラム、ツイッター、スナップチャット［訳註：日本でのメッセージアプリの主流はLINEだが、欧米で最大のユーザ数を誇るのはフェイスブックのメッセンジャーで、10代に人気なのがスナップチャット］に費やす1分1分が、企業にとっては黄金の価値を持つ。広告が売れるからだ。彼らの目的は、私たちからできるだけたくさんの時間を奪うこと。あなたや私の注目を巡る軍拡競争の中で、さらに技術が向上する。こうして私たちは、ますます多くの時間をSNSに費やすようになる。そして、別のことをする時間がますます減っていく。

テクノロジーは様々な形で人間を助けてくれるし、もちろんこれからも存在し続けるべきだ。だが一長一短だということを覚えておかなくてはいけない。そこで初めて、心身ともに健康でいられるような製品を求めることができるのだ。金儲けのために人間の特質を利用するのではなく、もっと人間に寄り添ってくれるような製品を。

つまり私たちは人間の基本設定を理解し、デジタル社会から受ける影響を認識しなくてはいけない。本書がそこに貢献ができるよう願っている。

2020年4月17日

アンデシュ・ハンセン

スマホ脳　目次

まえがき　5

コロナに寄せて――新しいまえがき　7

第1章　人類はスマホなしで歴史を作ってきた　23

人類が現代に適応できない理由／人間は現代社会に適応するようには進化していない／感情があるのは生存のための戦略／決断を下すとき、私たちを支配するのは感情／ネガティブな感情が最優先

第2章　ストレス、恐怖、うつには役目がある　41

ストレスのシステムが作られた過程／扁桃体――人体の火災報知器／すぐに作動する扁桃体／不安――起きるかもしれないという脅威／不合理な不安さえも合理的／うつは天然の防護服か？／長期にわたるストレスの代償／うつ症状――感染への防御？／感情を言葉で表せることが大事／警告フラグ／必ずしも「いちばん強いものが生き残る」わけではない

第3章　スマホは私たちの最新のドラッグである　67
ドーパミンの役割／脳は常に新しいもの好き／「かもしれない」が大好きな脳／「もしかしたら」がスマホを欲させる／報酬中枢を煽るSNS／シリコンバレーは罪悪感でいっぱい／IT企業トップは子供にスマホを与えない／デジタルのメリーゴーラウンドにぐるぐる回されてしまうのは簡単だ

第4章　集中力こそ現代社会の貴重品　85
マルチタスクの代償／脳は働きが悪いときほど自分をほめる／かぎりある作業記憶／サイレントモードでもスマホは私たちの邪魔をする／リンクがあるだけで気が散る／私たちはさらに気が散るように訓練を重ねる／手書きメモはPCに勝る／長期記憶を作るには集中が必要／脳は近道が大好き／グーグル効果——情報が記憶に入らない／周囲への無関心

第5章　スクリーンがメンタルヘルスや睡眠に与える影響　111
過小評価されている睡眠／私たちはなぜ眠るのか／ストレス——それに、スクリー

ン――が眠りを妨げる／ブルーライトの闇／電子書籍vs「普通の」本／感じやすさは人それぞれ

第6章 SNS――現代最強の「インフルエンサー」 127
人間の脳は悪い噂が大好き／ゆりかごから墓場までの社交性／人生の数年がフェイスブックに吸い取られる／私たちは自分のことを話したい／SNSを使うほど孤独に／社会的地位は精神の健康のために重要／デジタルな嫉妬／フェイスブックが人生の満足度を下げる／SNSは様々な方向から私たちに影響を与える／SNSが女子に自信を失わせる／他人は自己を映す鏡／では、SNSが私たちの共感力を殺すのか？／あなたの注目を支配しているのは誰？／デジタル軍拡競争／どんな商品が欲しいのか、決めるのは私たち／「自分たちvsあいつら」の血塗られた歴史／フェイクニュースが広まるメカニズム／そろそろデジタル・デトックスを

第7章 バカになっていく子供たち 169
子供のスマホ依存／アルコールは禁止するのに／幼児には向かないタブレット学

習／報酬を我慢できなくなる／学校でのスマホ——敵か味方か？／スマホ追放で成績アップ／若者はどんどん眠れなくなっている／若者の精神不調が急増している／長期調査の結果も同じ／インターネットを携帯できるようになった時代／精神状態VS依存／スクリーンタイムの概念

第8章　運動というスマートな対抗策　201
情報のTsunami／少しの運動でも効果的／では、なぜ集中力が増すのか／子供でも大人でも、運動がストレスを予防する／ストレスに対する心のエアバッグ／ますます運動量が減っている／すべての運動に効果がある

第9章　脳はスマホに適応するのか？　217
私たちのIQは下がっている／タクシー運転手の脳が変化した理由／「鉄道酔い」と「デジタル酔い」の決定的違い／研究が追いつかない！／私たちは何を失いかけているのか／人間はまだ進化するのか／心の不調を軽くみてはならない／人間は幸せな生き物ではない／テクノロジーで退化しないために

第10章　おわりに　239

デジタル時代のアドバイス　244

コラム　適度なストレスにさらされよう　49／人前で喋る恐怖　51／不安は人間特有のもの　56／どんな人がスマホ依存症になるのか　79／マルチタスクによって間違った場所に入る記憶　108／スマホでうつになる？　116／スクリーンは食欲にまで影響する？　125／一生のうちに何人と知り合えるのか　133／手薄になる自己検閲　139／何にいちばん嫉妬する？　145／なぜ前頭葉は最後に成熟するのか　179／私たちはひどい体型！　214

謝辞　250

人生のバイブルに――訳者あとがき　252

第1章　人類はスマホなしで歴史を作ってきた

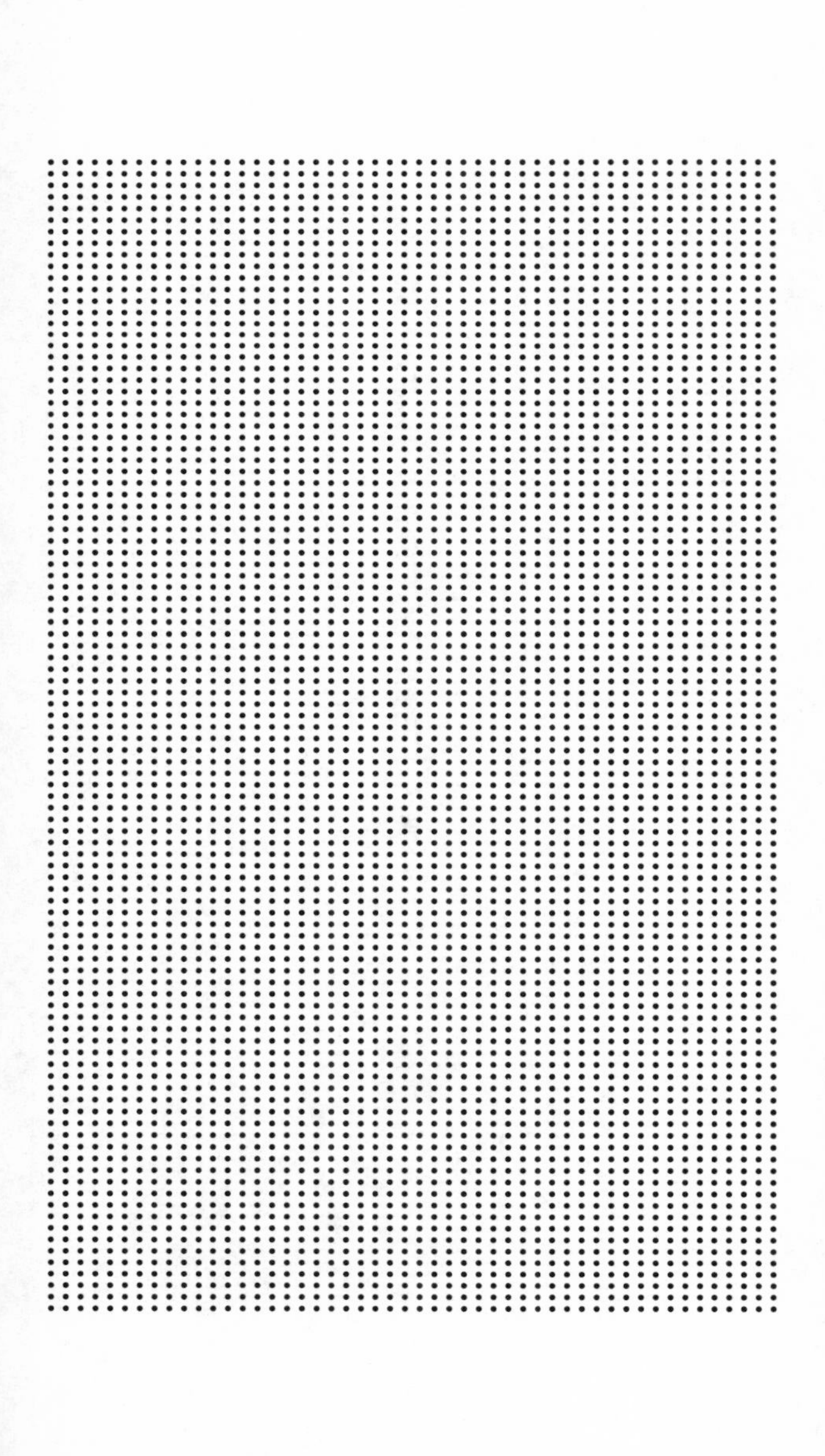

第１章　人類はスマホなしで歴史を作ってきた

今あなたがめくったばかりのページには、点が1万個描かれていた。この点1個が、20万年前に私たちの種が東アフリカに出現して以来の一世代を表している。点を全部合わせると人類の歴史になる。考えてみてほしい。この中で、私やあなたにとって当たり前の車や電気、水道やテレビのある世界に生きたのは何世代だろうか。

・・・・・・・・（点8個分）

コンピューターや携帯電話、飛行機が存在する世界に生きたのは？

・・・（点3個分）

スマホ、フェイスブック、インターネットがあって当たり前の世界しか経験していないのは？

・（点1個分）

この本の主人公は、私たちが知るかぎり宇宙で最も高度な構造物だ。感情、記憶、意識など、私たちが経験してきたことの集大成である脳。なんとなくちょっと怖いような、謎めいた存在ではあるが、私たちそのものである器官。大海のごとく果てしない時間をかけて、脳は人間が暮らす世界に適応してきた。なお、ここで言う〝世界〟とは、今の私たちが慣れ切っている世界——さっきの点でいうと最後の数個——とは根本的に違った世界のことだ。

人類が現代に適応できない理由

あなたや私は、目的も意義も存在しないプロセス、つまり進化の産物だ。進化は良い物でも悪い物でもなく、私たちに意地悪をするわけでも、都合のいいことをしてくれるわけでもない。地球上の生物はそれを基本条件として、今いる環境に適応していく。そこで実際には何が起きているのだろうか。北米に生息するクマを例に挙げてみよう。クマたちはどんどん遠くに移動してアラスカにたどり着き、厳寒の極地に暮らすことになった。茶色の毛皮は雪景色に溶け込まず、唯一の獲物アザラシにもすぐに見つかってしまう。クマたちは飢餓の脅威にさらされた。

ところが、ある雌クマの卵子に**突然変異**という偶発的な変化が起きた。毛皮の色を司る遺伝子が、白い毛皮になるよう変化したのだ。白い毛皮を持って生まれた仔グマは、他のクマよりもアザラシに近づくのが得意だった。食料を得やすいと生き延びる可能性が高くなり、やがて子孫を残す。その子もまた白い毛皮を持ち、やはり生き延びて子孫を残す確率が高くなる。進化というのは、そんな具合に続いていくのだ。茶色い毛皮のクマは生存競争に負け、1万年から10万年ほどかけてアラスカのクマはみんな白い毛皮になり、あまりにも白いのでシロクマと呼ばれるようになった。

生き延びて子孫を増やす確率を高められる特性、それがさらに受け継がれ、当たり前の存在になるには長い時間がかかる。こうやって植物や動物は、私たち人類も含め、環境に適応してきた。白い毛皮のクマを生み出すというのは、進化が大仕事をしたみたいに聞こえるが、まさにそのとおり。種に大きな変化が起こるには、長い時間――本当に長い年月がかかる。

シロクマに続いて、今度は10万年前サバンナに生きた人類を思い浮かべてみよう。その女性をカーリンと呼ぼうか。カーリンが、高カロリーの甘い果実が実る木へと走ってきた。そして実を1個だけ食べると、満足して去っていく。翌朝にはまたお腹が空いて、あの木のところにやってくる。しかし、もう実はなくなっている。誰かが全部取ってしまったのだ。カーリンが生きる世界では、果実のない木は死を意味することもある。人口の15~20%が飢餓で亡くなっていたのだから。

次に、別の女性を想像してみよう。同じサバンナに住むマリアだ。甘味を認識する遺伝子に突然変異が起き、甘い果実を食べると、マリアの脳にはドーパミンと呼ばれる物質が大量に分泌される。ドーパミンは満足感を感じさせ、それをしたいと思わせる物質だ（39ページ参照）。

その結果、マリアは、木になっている果実を全部食べてしまいたいという激しい欲求を感じる。ひとつくらいでは満足せず、食べられるだけたくさんお腹に詰め込む。さすがにお腹がはちきれそうになり、よろよろと去っていく。翌朝目覚めると、また何か美味しい物を食べたくなる。それでまたあの木に行ってみるが、いくつか残しておいた果実は何者かに取られていた。残念ではあるが、前日にたくさん食べたのだから、カロリーはまだ身体に残っている。

生き延びる確率が高いのはマリアだということは、わけなく推測できるだろう。消費しきれないカロリーは脂肪として腹部に蓄積され、食べられる物が見つからないときにその人を餓死から守ってくれる。そうすると、子を産み遺伝子を残す可能性が上がる。このカロリー欲求は遺伝子のせいなので、その特質は次の世代にも受け継がれ、その世代も生き延びて子を産むことが容易になる。そこに、環境における要因も関わってくる。強いカロリー欲求を持った子供が徐々に増え、生き延びる可能性が高くなる。何千年か経つ頃には、カロリーへの欲求はゆっくりと確実に、その人たちの間で一般的な性質になっていく。

今度はカーリンとマリアを現代社会に置いてみよう。ファストフード店がひしめく世界だ。カーリンはマクドナルドの店を見つけ、ハンバーガーを1個買い求め、ほどよく満腹になって機嫌よく店を出ていく。今度はマリアが店に入り、ハンバーガーとフライドポテト、コカ・コーラにアイスクリームまで注文して、はちきれそうなお腹で店を出ていく。翌朝、マリアはお腹が減りまた店に行くが、嬉しいことに、店は前日同様食べ物で溢れている。マリアは昨日と同じメニューを注文する。

数カ月経つと、暴食がマリアの身体を蝕み始める。余分な体重が何キロも増えただけでなく、2型糖尿病も発症した。彼女の身体は著しく高い血糖値に耐えられなくなっている。これでカーリンとマリアは立場が逆になった。サバンナでは生き延びるのを助けてくれたカロリー欲求だが、現代社会には適していない。人類の歴史の99・9%の期間、私たちの生存を維持してきた生物的なメカニズムが、突如として益よりも害を引き起こすようになったのだ。

これは仮定の話ではなく、私たちがまさにやっていることだ。何百万年もの進化の過程で身体に組み込まれたカロリー欲求を、カロリーが実質無料のような現代社会でも引き継いでいる。それに、社会の変化はほんの数世代で起きたものだ。あまりに期間が短く、人間の身体のほうは順応できていない。生物学的には、脳はカロリーを目の前にすると毎回こう叫んでいるようなものだ。「すぐに口に入れろ！　明日にはなくなってるかもしれないぞ！」

結果は明白だ。世界中で肥満と2型糖尿病が爆発的に増えた。祖先の体重が何キロだったか正確にはわからないが、現在でも前工業化社会に暮らすアフリカの部族の調査から、いくらかヒントが得られる。彼らの平均ＢＭＩ（体格指数）はおよそ20、つまり標準体重の範囲内の低いほうだ。今日の米国のＢＭＩは平均29（ＷＨＯの基準ではあと一歩で**肥満**）、スウェーデンの平均は25（ＷＨＯ基準の**過体重**）だ。

過体重や肥満の問題は、わずか数十年で貧困国から中進国に這い上がった国で特に増えている。ほんの一世代で、常に飢餓に脅かされた状態から、西洋的なファストフード文化に変わったのだ。

現代社会に適応できていないのは身体だけではない。精神面でも同じことが言える。例えばマリアは、常に危険に対する不安を感じ、危険を避けるために入念に計画を立てる。そうやって生き延びる確率を高めてきたのだ。多くの人が怪我で死んだり、他の人間に殺されたり、動物に食われたりする時代だったのだから。今の安全な世界に暮らしていたとしても、マリアは常に破滅を想定する性格のせいで心を病み、今度はうつや恐怖症になってしまうだろう。

常に周囲を確認し、異常なほど活発で、すぐに他の事に気を取られる。かつてはそんな性格のおかげで、危険を速やかに避けることができたのだ。茂みの中でカサカサと音を立てているのは、食べられる物かもしれない。すぐに見てみよう！　今では、そんな衝動や感情のせいで集中できないと、教室でじっと座っているのが困難な子だと思われる。そしてＡＤＨＤ［訳註：注意欠如・多動性障害］の診断が下るのだ。

人間は現代社会に適応するようには進化していない

他の動物と同じく、私たち人間は環境に適応するよう進化してきた。ということは、その特質を細やかに形作ってきた環境を見てみれば、人間をより理解できるのではないだろうか。過去の世代の圧倒的多数、つまり1万個の点のうちの９５００個分の人たちは、狩猟採集民として生きてきた。彼らの世界は、あなたや私が当たり前に思っている世界とは大きく異なる。それがどんな世界だったのかは、正確に把握することはできない。先史時代に書き残されたものはないから、大雑把なイメージしかわからないのだ。それに、一括りにしてもいけない。というのも、狩猟や採集をして暮らす集団の生活条件は、現在の地球でも場所によって異なるのと同じように、それぞれに違っていたはずだ。情報が限られている上に、一括りにはできない、それでも、当時と今の世界の根本的な違いをいくつも挙げることができる。

・当時は、50〜１５０人程度の集団で暮らしていた。今では、地球の人口の多くが都市に暮らしている。
・当時は常に移動し、住居も簡素だった。今は同じ場所に何年、何十年と住む。
・当時は生涯出会う人間の数は２００人、多くて千人程度。出会う相手はだいたい自分と同じような外見だった。今は生きている間に、世界中の数百万人に出会う。
・当時、全人口の半数は10歳を迎えずに亡くなった。今は10歳前に亡くなるのはほんの数％だ。
・当時の平均寿命は30歳足らずだった。今の（世界の）平均寿命は、女性が75歳、男性が70歳だ。

・当時の一般的な死因は飢餓、干ばつ、伝染病、出血多量、そして誰かに殺されることだった。今の最も一般的な死因は、心臓血管疾患と癌だ。
・当時の人口の10～15％は、他の人間に殺された。今は殺人、戦争、内戦など、他の人間に起因する死は死亡者全体の1％にも満たない。
・当時は、生き延びるためには注意散漫で、周囲の危険を常に確認していなければいけなかった。今では、注意散漫にならないのがよいとされている。昔のような危険はもうないのだから。
・当時は積極的に身体を動かして食べ物を探さなければ、餓死する可能性があった。今では食料を手に入れるために一歩も動く必要はない。注文すれば、玄関に届く。

要するに、私たちはあのたくさんの点の連なりの最後のたったの数千年で——いや、数百年かもしれない——周囲の環境を著しく変化させたのだ。数千年というと永遠のように聞こえるかもしれないが、進化の見地から見れば一瞬のようなものだ。その結果、私たちは今とは異なった環境に適応するよう進化してしまい、今生きている時代には合っていない。その影響がどんなものなのか、それを理解するために、思考、感情、経験をすべて司るあの器官、つまり人間の脳をもっと詳しく見てみよう。

感情があるのは生存のための戦略

生まれて初めて息を吸ってから、人生最後の吐息の瞬間まで、あなたの脳はたったひとつの問いに応えようとしている。それは「今、どうすればいい?」という問いだ。脳は昨日起きたことなんて少しも気にしていない。すべては現在と未来のため。たった今置かれている状況を判断するために記憶を活用し、感情を元にして正しい方向に自分を動かそうとする。だが、ここでいう正しい方向とは、精神状態が良くなったり、キャリアアップしたり、健康を維持したりすることではない。祖先がやったように、生き延び、遺伝子を残すという方向だ。

感情というのは「自分を取り巻く環境への感想」ではない。周りで何が起きているかに応じて、身体の中で起きる現象を脳が反応としてまとめたものだ。それが、私たちを様々な行動に出させる。奇妙に思えるだろうか。では、最初から見ていこう。誰だって自分の感情を理解し、制御したい。調子が悪いときは特にそう思う。そのためには、そもそも感情とはいったい何なのか、なぜ人間に感情があるのかを理解する必要がある。

感情には、精神を充実させるよりも相当重要な機能があるのだ。

他の種と同様に、人間の身体と脳を形成してきた唯一の基本ルールは「生き延びて、遺伝子を残す」ことだ。進化は、異なる戦略をいくつも試してきた。例えば「できるだけ俊敏になって敵から逃げる」もしくは「景色に溶け込み見つからないようにする」。「他の種には取れないような餌を取れるようにする」というのもある。長い首のおかげで、キリンは他の動物には届かない葉を食べることができる。また別の戦略に、これは人類の場合だが、「生き延びられるよう行動させる」がある。つまり感情というのはもともと、キリンの長い首やシロクマの白い毛皮と同じように、生き延びるための戦略だった。身体的な特質を獲得するだけではなく、素早く柔軟に、全力で行動に出られるように進化したのだ。

決断を下すとき、私たちを支配するのは感情

人間のあらゆる活動は——顎を掻くことから、原子爆弾を爆発させることまで——たったひとつの欲求の結果だ。その欲求とは、胸の内の精神状態を変えたい、というもの。そこを出発点にして、私たちは感情に支配される。脅かされると、怯えるか怒るか、逃

げるか攻撃に出るかだ。身体にエネルギーが足りなくなると、お腹が空き、食べ物を探そうとする。

　ここが完璧な世界で、その人が直面する選択肢の情報をすべて得ることができるとしよう。サンドイッチを食べようかどうか悩んでいる人は、栄養素、味、パンが焼き立てかどうかをちゃんと把握している。今自分の身体に栄養を補給しなければいけないこと、それにはサンドイッチが最適だというのもわかっている。そういった情報をすべてまとめ、サンドイッチを食べるか否かを合理的に決定することができる。もし私たちの祖先がこんな「完璧な世界」に暮らしていて、蜂蜜がたっぷり詰まったハチの巣の前に立ったら、蜂蜜が秘める危険性と可能性についてあらゆる情報を手に入れられたわけだ。その巣に入っている蜂蜜の量とカロリー、自分の貯蔵エネルギーがいまどれくらい残っているのか。巣から蜂蜜を奪うために、負傷する危険性はどのくらいあるか。ハチ以外に危ないものはないか？　簡単にすべての情報をまとめ、蜂蜜を取るべきか否かを合理的に決定することができる。問題は、祖先がいたのはそんな完璧な世界ではなかったし、私たちがいる世界もそうではないことだ。

　ここで感情が登場する。私たちに様々な行動を取らせ、瞬時に全力で行動に出られるようにするのが感情だ。意識ある「あなた」が充分な情報を持ち合わせていない場合、もしくは決断に時間がかかりすぎる場合、脳は即座に大まかな見積もりを取り、感情という形で回答を返してくれる。「すごくお腹が空いた、だからサンドイッチを食べよう」あなたの祖先も同じように、空腹を感じて蜂蜜を取ったのだ。それで大変な目に遭う可能性は低いと判断した場合、もしくは究極に飢えていた場合は。危険が大きすぎると判断すれば、恐怖を感じてやめておく。

スーパーのお菓子売り場の前に立つと、餓死を回避すべく進化したアルゴリズムが素早く見積もりを取り、私たちに答えを与えてくれる。「お菓子が食べたい！」そんな激しい欲求という形で。食べ物が溢れるほどある現実に、脳は追いついていない。だからお菓子の棚の前に立つと、多くの人は合理的な判断を下せなくなる。私たちがカロリーを欲しがるマリアの子孫である可能性は非常に高い。餓死したほうのカーリンではなくて。

ネガティブな感情が最優先

こんなふうに、感情は良くも悪くも人間に様々な判断をさせる。ところで、それは独立した現象ではない。感情が湧くことで、身体と脳に連鎖反応が起こり、それが各器官の動きに影響するだけでなく、思考のプロセスや、周囲をどう解釈するかにも影響してくる。

恐怖を感じた瞬間に、脳はコルチゾールとアドレナリンを放出する指令を出す。心臓が速く強く打ち始め、筋肉に血液が送り出される。逃げるにしても、攻撃に出るにしても、最大限に力を発揮できるようにだ。お腹が空いているときに食べ物を見ると、脳がドーパミンを放出し、食べたいという欲求を促す。ドーパミンはオキシトシン［訳註：子宮収縮ホルモン］と同様に、性的に興奮するときにも放出され、他人との絆も感じさせる。そのおかげで、テレビ画面ではなく隣にいる人に集中できるのだ。

ネガティブな感情はポジティブな感情に勝る。人類の歴史の中で、負の感情は脅威に結びつくことが多かった。そして脅威には即座に対処しなければいけない。食べたり飲んだり、眠ったり交尾したりは先延ばしにできるが、脅威への対処は先延ばしにできない。強いストレスや心配事があると、それ以外のことを考えられなくなるのはこれが原因だ。私たちの祖先は、明るい希望よりも脅威の方がはるかに多い環境に生きていた。負の感情を頻繁に感じるのは、ほとんどの言語で負の感情を表す言葉の方が多数あることからも見て取れる。そもそも、普通の人は負の感情のほうがずっと気になる。争いや修羅場のない映画や小説を読みたい人なんているだろうか。

負の感情の根源はストレスだ。ということで、次の章では「ストレスとはいったい何なのか」を詳しく見ていくことにしよう。

第2章　ストレス、恐怖、うつには役目がある

地球上に存在した時間の99%、動物にとってストレスとは恐怖の3分間のことだった。その3分が過ぎれば、自分が死んでいるか敵が死んでいるかだ。で、我々人間はというと？　それと同じストレスを30年ローンで組むのだ。

——ロバート・サポルスキー（スタンフォード大学神経内分泌学・進化生物学教授）

あなたや私にとってのストレスは、多忙な日々の予定をうまく調整しなければいけない、試験勉強が充分にできていない、仕事の締め切りに間に合わない、といったようなことだ。だがそれらは歴史的に脳にストレスをかけてきた要因ではない。

医学用語で**ＨＰＡ系**（視床下部・下垂体・副腎系）と呼ばれるシステムを詳しく見ていこう。これは数百万年の進化の産物で、人間だけでなく鳥やトカゲ、イヌ、ネコ、サルなど、基本的にすべての脊椎動物が有するシステムだ。ＨＰＡ系は、まず**視床下部**（Ｈ：hypothalamus）という脳の部分から始まる。そこから**下垂体**（Ｐ：pituitary gland）という脳の下部にある分泌器に信号が送られる。すると下垂体は、腎臓の上にある**副腎**（Ａ：adrenal glands）へ、**コルチゾール**というホルモンを分泌するよう命令を送る。コルチゾールは身体にとって最も重要なストレスホルモンだ。

ＨＰＡ系は、人間にしても動物にしても、緊急性の高い脅威に遭遇したときのために発達したのだろう。不意にライオンに遭遇すると、ＨＰＡ系が「気をつけろ」と警報を鳴らす。この反応が視床下部で始まり、下垂体が副腎にコルチゾールを分泌するよう要請するのだが、そのコルチゾールがエネルギーをかき集め、心臓の拍動を強く速くする。ストレスを感じて心拍数が上がるのは、誰しも経験があるだろう。なぜ上がるのか。それは、ライオンに遭遇したら、素早く反応して、攻撃に出るか、走って逃げるかしなければならないからだ。つまり**「闘争か逃走か」**。どちらにしても、筋肉に大量の血液が必要になる。そのために拍動が速く、強くなるのだ。この反応が今も私たちの身体に残っていて、ストレスにさらされると心拍数が上がる。

ストレスのシステムが作られた過程

ストレスのシステムＨＰＡ系が存在するのは、私たちに感情があるのと同じ理由だ。つまり、生存のため。身体や脳の他の部分と同様に、ストレスのシステムは祖先たちが暮らしていた、今より相当に危険の多い世界で生き延びるために発達した。当時の危険は、今より頻度が高かっただけでなく、瞬時の反応を迫られるようなものがほとんどだった。ライオンを攻撃すべきか、逃げるべきか。そこでじっと立ち尽くして悩んだ人は、早々に遺伝子のるつぼから追い出されただろう。

ありがたいことに、現代では命にかかわるレベルの心配をする機会はほとんどない。ただし心理社会的な種類のストレスを受けると、脳内で同じシステムが作動する。仕事の締め切りや高額な住宅ローン、「いいね」があまりつかない、といったようなことで。今の私たちのＨＰＡ系にかかるストレスは、ライオンに出くわしたときほど集中力は求められない代わりに、長時間継続することが多い。数カ月、いや1年続くこともある。だがＨＰＡ系はそういった類のストレスのために進化してきていない。長期にわたってストレスホルモンの量が増えていると、脳はちゃんと機能しなくなる。常に**「闘争か逃走か」**という局面に立たされていると、闘争と逃走以外のことをすべて放棄してしまうのだ。脳にしてみれば、こういうことだ。

・睡眠——後回しにしよう
・消化——後回しにしよう
・繁殖行為——後回しにしよう

ある程度の期間ストレスを受け続けたことのある人なら、経験があるのではないだろうか。お腹の調子が悪くなったり、吐き気がしたり、不眠や性欲低下に苦しんだりしたことが。実はそういう人が、多すぎるくらいいるはずだ。「即座に解決すべき問題以外は後回しにする」脳の仕組みを考えれば、何もおかしなことはない。ただし、長期ストレスの影響はこれだけではない。ストレスは私たちの思考能力にも影響を与える。適度なストレスは精神を研ぎ澄ましてくれるが、度が過ぎると、頭が明瞭に働かなくなる。

人間は強いストレスにさらされると、脳の中で最も発達したはずの人類特有の部分を使わずに、進化の初期の原始的な部分へと退行する。迅速に全力で対応はするが、脳の「思考」機能に助けてもらおうとはしない。そこで問題が発生する。

つまり強いストレスにさらされると**「闘争か逃走か」**という選択しかなくなり、緻密なプレーをする余裕はなくなる。迅速な判断を下そうと「エラーチェックモード」に入った脳にとって、最優先なのは瞬時に問題解決することだ。社会的に緻密な行動ではなく。すると、自分を取り巻く環境内で発見したエラーに激しく反応してしまう。その結果、些細なことでも強い苛立ちを感じるようになるのだ。「なんで靴下が床に転がってるんだ?」というように。

強いストレスにさらされると、周囲に気を配る余裕もなくなるので、堪忍袋の緒も切れやすくなる。一方、心が満ち足りていると、人は警戒を解く。脅威を前にした脳にとって、警戒を解くことは優先順位の最下位だ。だから、強いストレスにさらされ続けると精神状態が悪くなる。もうひとつ脳が優先度を下げる機能は、長期記憶の保存だ。記憶というのは、脳の異なる領域の間に繋がりができることで作られる。それを担当するのは、**海馬**という脳の記憶の中心地だ。その繋がり——つまり記憶をしっかりさせるために、海馬はできたばかりの記憶回路を通して信号を送る。しかし、ひどいストレスを受けているときはそんな余裕がない。その結果、ストレスにさらされている時期は、記憶があやふやになることが多い。

扁桃体——人体の火災報知器

２０１８年の夏、イタリアのアルプスで登山をしていたときのことだ。急勾配の牧草地で、私は突然凍りついたように立ち止まった。なぜだかはわからない。おまけに、心臓が急に速く強く打ち始めた。数メートル後ろを歩いていた友人が驚いて「大丈夫か？」と尋ねてきた。そのときやっと、何が起きたのかがわかった。目の前の草むらに灰色のビニールホースが落ちていて、数メートルの距離だとヘビかと見紛うほどだった。無意識のうちに脳が周囲の状況を確認し、「ヘビ」を発見して、立ち止まれと警報を鳴らしたのだ。数秒経ってやっと、それがただのホースだと気づいた。

現在では、その反応を引き起こした仕組みはわかっている。このドラマで主役を演じたのは、アーモンド（扁桃）のような形にちなんで名づけられた脳の**扁桃体**だ。扁桃体は19世紀前半に発見され命名されたが、その後、最初に思われていたようなアーモンド形よりも大きいことが判明した。しかしその名前がすっかり定着していたため、変更されることはなかった。

扁桃体にはいくつか重要な機能がある。記憶や感情、とりわけ他者の感情を解釈するときに大きな役割を果たす。その中でも重要なのが、周囲の危険に常に目を配り、小さなことでも警報を鳴らすこと。ここでいう警報というのは、扁桃体がストレスのシステム**HPA系**を作動させることだ。扁桃体の作動の仕方は**「火災報知器の原則」**と呼ばれている。つまり、間違えて鳴らないよりは、鳴りすぎるほうがいい。敏感だが、必ずしも正確ではない。私の扁桃体も、ヘビかもしれないものを察知し、私を立ち止まらせようと素早く警報ボタンを押したのだ。用心するに越したことはないのだから。

適度なストレスにさらされよう

「ストレス」という言葉はネガティブに捉えられがちだが、人間が機能するためにはストレスが必要だ。短期的なストレスなら、集中したり、思考機能を鋭くしたりすることができる。つまり、仕事で大変な１日や１週間があるくらいは問題はない。

ストレスのシステムは、私たちが正常に機能するためにも大切だ。ＨＰＡ系のスイッチを切った実験動物を観察すればわかる。無気力になり、何をする気も起きず、食べることさえやめた個体もいた。同じような現象が燃え尽き症候群の人にもしばしば見られる。激しい疲労感でベッドから起き上がることもできなくなるのだ。これはＨＰＡ系が正常に作動しなくなったせいだ。長期にわたり激しく作動し続けた結果、故障してしまったのだろう。

第1章でも書いたように、人類のほぼすべての世代が、半数は10歳までも生きられないような危険に満ちた世界に生きていた。歴史的に見ると、**「火災報知器の原則」**が運命を左右したのだ。ライオンに似たものを見かけるたびに逃げる人は、逃げない人よりも生き延びる可能性が高かった。たった1回逃げそこなって死ぬくらいなら、多めに逃げて何が悪い？　つまり、扁桃体が不正確なのには理由があるのだ。

すぐに作動する扁桃体

あなたの扁桃体は、脅威を感じているときだけでなく、常にスイッチがオンになっている。あなたがこの本を読んでいる最中も、無意識のうちに扁桃体が周囲に気を配っている。でも、扁桃体が危険を察知するのはいいことでしょう？　ええ、もちろん。ただ、あらゆるものに反応しすぎなのだ。外で大きな音がした、会議に遅れてしまった、プレゼンの準備ができていない、あるいは、最新のインスタ投稿にすぐにハートマークがつかない等々、扁桃体はそういったことすべてに反応してしまう。周囲に刺激が多いほど、扁桃体が作動する機会が増える。

皆の扁桃体が刺激される要因がいくつかある。ヘビやクモ、高い所、狭い空間などだ。

人前で喋る恐怖

あなたがいちばんストレスを感じる瞬間――それは人前で喋るときかもしれない。多くの人が強いストレスを感じる局面なので、**スピーチ恐怖症**という名前があるほどだ。他人の目が自分に向くとなぜ居心地が悪いのか。説明として考えられるのは、人間の進化の過程で「共同体から追い出されないこと」が何よりも重要だったからだ。評価を下され、社会的に見下され、集団から追い出されたらどうなるのか――そんな想像が脳のストレスのシステムを作動させ、心臓がどくんどくんと打ち始める。

周りの評判が気になるのはつまり、遺伝子に組み込まれていることであって、これもまた、脳が現代社会に適応していない一例だ。職場でプレゼンに失敗しても、職を失って餓死することはないだろう。だが人間が生きてきた世界では、集団から追放されることは死を意味した。グループに帰属するのは安心感のためだけでなく、生存がかかっていたのだ。独りになったら生き延びられないのだから。

ヘビやクモに噛まれて亡くなるなんて非常に珍しいのに、不思議に思うかもしれない。スウェーデンでは毎年250人ほどが交通事故で、1万人以上が喫煙が原因で亡くなっている。それなら扁桃体は、タバコの箱やシートベルト非着用に反応するべきなのでは？　それなのに、ヘビやクモや高い所に反応する。なぜかというと、幾千世代もの間、そういうものが命を奪ってきたからだ。進化の観点から見ると、扁桃体は自動車やタバコの脅威にはまだ適応していない。都会に暮らす人が、自動車恐怖症よりもヘビやクモ恐怖症でカウンセリングに通うのには論理的な説明がある。人間が適応してきた世界と今生きている世界は、明らかにミスマッチなのだ。

不安――起きるかもしれないという脅威

不安。その言葉を聞いただけで心底嫌な気分になる。不安とはいったい何なのだろうか。強い不安を経験したことのある人には理解しづらいかもしれないが、もちろん、元は命を存続させるための機能だ。不安というのは非常に不快な感覚で、脅威などを体験することによって起きる。ストレスのシステムが作動するのだ。

社会人であるあなたが大学進学を目指していて、2週間前に入学試験を受けたとしよう。入試の結果が大学のウェブサイトにアップされた。あなたはログインし、ドキドキしながら自分の名前を探す――しかし不合格だった。そんなバカな！　嘘だ！　心臓も思考もフル回転する。「仕事も辞めたし、ストックホルムのアパートも契約したのに！　みんなに何て思われるだろう……」その時点で、あなたはすでに強いストレスを感じている。心臓は速く強く打ち、筋肉に血液を送り始める。危険に遭遇したら、筋肉を最大限に動かせなければいけないのだから。それで試験結果が変わるわけでもないのに、身体が**「闘争か逃走か」**に備えているのは確かだ。

ここで時計を2週間前、受験する前に戻してみよう。あなたはよく眠れず、食欲もあまりなく、常に不安を感じている。万が一失敗したらどうしよう、とくよくよ悩みながら。これこそが**「不安」**だ。そのとき、脳内でどんなシステムが作動しているかというと、そう、ＨＰＡ系だ。不安の場合もストレスの場合も**「闘争か逃走か」**のメカニズムが作動するが、その原因が異なるのだ。ストレスは脅威そのものに対する反応だが、不安は脅威になり得るものに対して起こる。

ストレスは危険に遭遇したときに私たちを助けてくれる。それでは、不安は何のために感じるのだろう。試験日まで最高の精神状態でいられた方がいいのに。しかしそんな単純な話ではない。不安は大事な計画を立て、集中するのを助けてくれる。「なんとかなるさ」と勉強もせずにネットフリックスばかり観ていたら、試験に受かる確率は上がらないのだから。

不合理な不安さえも合理的

「大事な試験に失敗したらどうしよう」という不安は理解できる。一方で、どう考えてもありえないようなことに不安を感じる場合もある。「もしも飛行機が墜落したら」という不安を抱える人の多くは、自分の身に降りかかる可能性が多かれ少なかれある災厄——実際には可能性は少ないのに——のリストを持っている。一方で、何の原因も思い当たらない漠然とした不安を感じている人もいる。それでも確かに不安は存在し、ちくちくと爪を立てる。根拠がないとわかっていても、振り払うことはできない。

積極的に悩みの種を探しているような人もいる。歴史的には、わずかでも危険の疑いがあればストレスのシステム——つまり例の「火災報知器」が作動し、それでうまくいったからだ。しかし現代では、ストレスのシステムがまったく別の理由によって無駄に作動する。気になる女の子が期待通りにチャットの返事をくれないと、こう考える。

「ぼくのことなんか好きじゃないんだ。ぼくなんか無価値で、これからも絶対にいい人には出会えない」そして集団から追放される脅威に対応するため、ＨＰＡ系が作動する。

基本的には、「茂みでガサガサしているのはヘビかもしれない」と疑うのと同じことだ。その場からすぐに逃げ出せるようにＨＰＡ系は作動する。「ただの風だ、気にしなくていい」と思えばいいところでも、念のため行動を起こす。それが私たちの祖先の時代には極めて役立ったが、今の世界ではそうではない。

うつは天然の防護服か？

96万９５１６人。とっさに読み間違えたかと思ったが、そうではなかった。スウェーデン社会庁のデータベースによれば、２０１８年12月現在、16歳以上の１００万人近くが抗うつ薬の処方を受けている［訳註：２０１８年の全人口は１０２３万人］。なんと、大人の９人に１人以上だ。寿命が延び、身体も元気になり、ボタンひとつで世界中の娯楽に手が届くのに、私たちは今までにないほど気持ちが落ち込んでいるようだ。なぜこんなことになったのだろう。

ＩＴコンサルタントとして働いているのですが、今年の春は仕事でひどくストレスがありました。それに息子が精神的に不調をきたし、不登校に。その頃、マンションが売れる前に家を買ってしまったので、経済的にもぎりぎりでした。よく眠れないし、精神的にも全然元気じゃなかったんですが、なんとか動けてはいました。それが6月末になってやっと、すべて落ち着きました。マンションは売れたし、息子は治療を受けられるようになり、仕事も一段落したんです。

待望の夏休みに家族で2週間のスペイン旅行に出かけてすぐ、何かがおかしいと気づきました。ベッドから起き上がることができず、頭の中はオートミールが詰まったような感じ。何をしても楽しくない。すべてが闇のように感じられ、ただ眠っていたかった。だからひたすら寝ました。日に14~15時間くらい。それでも休まった気がし

不安は人間特有のもの

HPA系はイヌやネコ、ネズミやその他の動物がストレスや脅威に対応するときにも決定的な役割を果たす。とはいえ、動物のHPA系の使い方は人間とは違う。どう

頑張っても「来夏この辺りでネコが増えるかも」という理由で、ネズミのＨＰＡ系を作動させることはできないし、ホホジロザメが「世界的な温暖化のせいで、今後10年のうちにアザラシの個体数が減るかも……」と考えてコルチゾールを分泌することも確実にない。ところが私たち人間の場合、こうした仮定のシナリオでもＨＰＡ系が作動する。「もしも試験に合格しなかったら？」「もしも仕事のプレゼン準備が間に合わなかったら？」「もしも妻に捨てられたら？」

未来を予測する能力は、私たち人間が持ついちばん重要な特性かもしれないが、おかげで見たくないものまで想像できてしまう。クビになるかもしれない、捨てられるかもしれない、家のローンを払えなくなるかもしれない。そんな理由でストレスのシステムが作動するのは、知性を得た代償だ。現実の脅威と想像上の脅威を見分けることが、脳にはできないのだ。

不安は、ストレスのシステムを事前に作動させた結果だ。身体が先回りして動くこと自体はおかしなことではない。ソファに座っている人が立つときには、立ち上がるまでに血圧が下がらないようスタンバイしておかなくてはいけない。でなければ立ち眩みがする。不安にも同じことが言える。身体が事前にストレスのシステムを作動させるのだ。
不安を抱えている人のストレスシステムは、常にスイッチが入った状態だ。危険が現れたらすぐ対処できるようにいつでもエンジン全開か、少なくとも瞬時に態勢を整えられる状態だ。その結果、身体は絶えず動きたがり、今いる場所から離れようとする。例えば、このような現象が起きるのだ。

精神的に落ち着かない　退屈だからでも好奇心からでもなく、何か違うことをしたいと漠然と感じる。それがどこであっても、その場にいたくない。できるだけ早く部屋を出たいがために会議を終わらせる。テーブルを離れたいから急いで食事をすませる。会話が始まるか始まらないかのうちに電話を切る等々。

身体が落ち着かない　筋肉は**「闘争か逃走か」**の構えになっている。逃げたり闘ったりする相手がいなくてもだ。それでも動こうとするので、じっとしていられない。手で物をいじり続ける。髪の房をねじる。貧乏ゆすりをする。首の後ろや背中の筋肉をぎゅっと緊張させ続け、そこが痛くなる。寝ている間に顎の筋肉に力が入り、歯ぎしりをする。

疲労感　ずっと警戒状態でいるのにはエネルギーを要する。そして大量のエネルギーを消耗する。その結果疲れ切ってしまい、学校や仕事から帰宅したときにはくたくただ。

お腹の不調　「闘争か逃走か」に備えているとき、身体は食べ物の消化吸収に気を配るのをやめ、それ以外の機能を優先する。自分が誰かの昼ごはんになりそうなときに消化活動をしても、あまり意味がないからだ。

吐き気　食べた直後に全力で走ろうとしたことはあるだろうか。満腹の状態ではうまく走れない。不安や強いストレスで気分が悪くなるのは、胃を空にすることで速く走って逃げよう、あるいは闘おうとするからだ。俳優やアーティストが舞台の初日やコンサートの前に吐きそうなほど緊張するのはそのせいだ。

口の乾き　身体が闘いに備えるとき、酸素と栄養をもっと供給するために血液が筋肉に集中する。そうやって最大限に闘えるようにするのだ。口内に３つある唾液腺は、血液から水分を取り出すことで唾液を出しているが、そのために使える血液が少なくなるせいで口が乾く。

汗　逃げよう、あるいは闘おうとすると、身体は温まる。それを冷やそうとして汗をかく。最大限の結果を出そうとするとき、身体が自分を冷却しようとするのだ。

ないんです。帰国してから受診し、心電図と血液検査の結果、診断が出ました。なんと、燃え尽き症候群――意味がわかりません。ストレスはなくなったのに！　何もかも解決した今、なぜうつになるんです？

私の患者を襲ったうつ症状は、辻褄が合わないように思えるかもしれない。歴史的に見てもおかしい。不安のおかげで生き延びてきたはずなのに、うつの人は人を避け、食欲が減退し、閉じこもり、性欲を失くす。それはどれも、生き延びて遺伝子を残す可能性を減らす行為だ。それに、なぜうつ症状は、ストレスフルな時期の後に現れることが多いのだろう。

長期にわたるストレスの代償

うつを引き起こす原因としていちばん多いのは長期のストレスだ。今の私たちにとって、ストレスというのは日々の予定を焦ってやりくりするといったことだ。だが祖先のストレスシステムを作動させていたのは、溢れかけたメールボックスや難航する風呂場改修工事ではない。猛獣や自分を殺そうとする人間、飢餓や感染症だ。長期間強いストレスにさらされていた人は、危険でいっぱいの世界に住んでいたわけだ。それが私たちにも残っている。

強いストレスを感じるということはつまり、危険がそこら中にある。脳はそう解釈する。だから、頭から毛布をかぶって隠れていろ、と脳が命令するのだ。そのとき脳がどんな手段で私たちを動かすのかというと、もちろん「感情」だ。脳は私たちの「気分」を使って、危険いっぱいの環境から私たちを遠ざけようとする。ひどく気分を落ち込ませることで、引きこもらせるのだ。

もし脳が現代社会に完璧に適応していれば、こういう長期ストレスのおかげでさらに実力を発揮できることになっていただろう。だって、この患者のストレス要因は、頭から毛布をかぶって隠れたところで解決はしない。しかし脳にとってそんなロジックは無意味だ。現代社会に適応するようには進化していないのだから。そして、逃げるという解決策を取る。脳にとってストレスとは、「ここは危険」という意味だ。人類の歴史上ほぼずっと、それがストレスの意味するところだったのだから。

そんなの推測にすぎないだろう、と言う人は賢い。感情や行動の進化に関して、軽々しく確実だなんて言うのは無責任だ。それでも、うつ症状が危険な世界から身を守るための脳の戦略だという説、それを裏付けるヒントがいくつかある。そのひとつは、意外なことに私たちの免疫系だ。

うつ症状――感染への防御？

うつになるかどうかは、あなたの遺伝子が影響する部分もある。といってもうつの遺伝子が存在するわけではなく、何百もの異なった遺伝子が少しずつ貢献している。その遺伝子によってうつになるかどうかが決まるわけではないが、うつになりやすくなる。それに関わる遺伝子を調べていくと、驚くべきことがわかった。うつのリスクを高める遺伝子には免疫を活性化させるものもある。うつと免疫には予想外の遺伝子的繋がりがあったわけだ。ということは、脳にとって、うつは感染症から身を守るための手段なのかもしれない。研究者たちはそう考え始めた。

ちょっと話が飛躍し過ぎだと思うかもしれない。細菌に感染しても、抗生物質を飲めばいいだけなのだから。しかし、抗生物質というのは新しい存在だ。ペニシリンは１９２８年になって発見されたもので、それ以前は20世紀に入ってからも、米国の子供の３人に１人が5歳になるまでに亡くなっていた。19世紀末から20世紀初頭にかけて多かった死因は肺炎、インフルエンザ、結核、下痢の順で、どれも感染症だ。祖先の時代まで遡ると、感染症の死亡率はもっと高かったと考えられる。狩りの最中に怪我を負った場合、大量出血だけでなく、傷が化膿して死ぬリスクもあった。

だから、感染に対する様々な防御のメカニズムが進化の過程で組み込まれたのは、ごく自然なことだ。そのうちのひとつが、私たちの大事な免疫機能だ。他にも、腐った食べ物は口に入れないよう、激しい嫌悪を感じるといった**行動ベースの免疫**もある。さらに、こんなメカニズムもある。感染症や怪我のリスクがある状況から逃げ出そうとするのだ。これがまさに、うつと感染症を繋ぐ点だ。実際、うつを引き起こすリスクに影響する遺伝子には、役割が2つあるようだ。ひとつは、免疫機能をきちんと作動させること。もうひとつは、危険や怪我、感染症から距離を置くことだ。後者は、その人間をうつにすることで達成される。

しかし、この遺伝子が活性化するのは怪我をしたときだけではない。怪我をする危険性があるときもなのだ。そうすれば、免疫機能は常に細菌やウイルスに対峙する態勢が整っている。怪我をする危険性があるときというのは？　もちろん、脅威に溢れた世界にいるとき。脅威に囲まれていることを教えてくれるのは？　そう、強いストレスだ！

感情を言葉で表せることが大事

私の患者は、強いストレスを受け続けた後の休暇中にうつ状態になった。危険や感染症、殺されることから身を守ろうとする脳を持っていたからだ。ホテルのベッドに横たわり人生を闇のように感じていた瞬間、彼の脳は、祖先が直面していた問題を解決していたのだ。うつは人間を助けるために発達した——その事実がうつに苦しむ人にとって何の慰めにもならないのはよくわかるが。

精神科医として働く中で気づいたのだが、患者が、自分の感情が果たす役割を理解するのはとても重要だ。不安が私たちを危険から救ってきてくれたことや、うつが感染症や争いから身を守るための術だったと知れば、患者たちもこう考えることができる。

「うつになったのは自分のせいじゃない。ただ脳が、進化したとおりに働いているだけ。その世界は、今いる世界とはまったく違ったのだから」

警告フラグ

長期にわたるストレスは、うつを引き起こしかねない。身体はもともと、食べ物の消化や睡眠、機嫌、セックスへの意欲よりも、「**闘争か逃走か**」を優先させる。その点を理解しておかなければいけないのには、もうひとつ理由がある。ストレスに深刻な影響を受けた人の多くは、実はそれまでに何度も警告を受けている。不眠、お腹の不調、感染症にかかりやすい、歯ぎしり、短期記憶の低下、苛立ちなどだ。なのになぜ警告を無視したのだろうか。

私が思うに、警報が鳴っているのに気づかなかったのだ。こうした症状をストレスだと思わなかった。とても残念なことだ。早めにブレーキをかけていれば、うつにまではならなかった可能性が充分にある。うつを含め、ストレス関連の苦しみは、治療よりも予防のほうが断然容易だ。だからストレス症状というのは、警告フラグの姿をした神の恵みなのだ。ストレスとは本来何なのか、どんな兆候が現れるのか。それを理解すれば、手遅れになる前にペースダウンすることができる。

必ずしも「いちばん強いものが生き残る」わけではない

うつのリスクを高める遺伝子のひとつが、神経伝達物質**セロトニン**を司っていて、それがストレスを感じやすくする。人工的な方法でマウスからその遺伝子を取り除くと、ストレスへの耐性ができた。そもそもなぜそんな遺伝子があるのだろうか。どうして進化の過程で取り除かれなかったのか。理由はおそらく、いちばん強いとか賢い、もしくはいちばんストレスに強い人が必ずしも生き残れたわけではなかったからだろう。危険や争いを避け、感染症にかからず、常に食料不足の世界で飢死しないことも、同じくらい大切だった。今これほど多くの人々がうつや不安に悩まされている大きな原因は、そこにあると思う。その特性が私たちを生き延びさせてきたのだから。

人間の感情が果たしてきた役割。不安やうつが人間の生存率を左右していたこと。身体のストレスシステムが、危険な世界で私たちを守るべく進化してきたこと。それを理解してもらえただろうか。さてここからは、これらの基本条件が、現代のオンライン社会にどんな影響を与えているかを見ていこう。

第3章　スマホは私たちの最新のドラッグである

できるだけ長い時間その人の注目を引いておくにはどうすればいい？　人間の心理の弱いところを突けばいいんだ。ちょっとばかりドーパミンを注射してあげるんだよ。

――ショーン・パーカー（フェイスブック社元CEO）

目につくところになくても、スマホがどこにあるのかは把握しているだろう。そうでなければ、この一文にも集中できていないはずだ。朝起きてまずやるのは、スマホに手を伸ばすこと。1日の最後にやるのはスマホをベッド脇のテーブルに置くこと。私たちは1日に2600回以上スマホを触り、平均して10分に一度スマホを手に取っている。起きている間ずっと。いや、起きている時だけでは足りないようで、3人に1人が（18〜24歳では半数が）夜中にも少なくとも1回はスマホをチェックするという。

スマホがないと、その人の世界は崩壊する。私たちの4割は、一日中スマホがないよりは声が出なくなる方がましだと思っている（本当にそうなのだ）。どこにいても——街中やカフェ、レストラン、バスの中、夕食のテーブル、おまけにジムにいても、見回すと誰もが自分のスマホをじっと見つめている。それがいいか悪いかは別として、依存してしまっているのだ。スマホのスクリーンは、いかにしてこの世を堕落させたのか。それを理解するために、再び脳の中を覗いてみよう。

ドーパミンの役割

脳内の伝達物質をひとつ選んで本を書くなら、**ドーパミン**をお勧めする。どうしてスマホがこれほど魅惑的な存在になったのか、その理由を知りたい場合にも悪くないテーマだ。ドーパミンはよく報酬物質だと呼ばれるが、実はそれだけではない。ドーパミンの最も重要な役目は私たちを元気にすることではなく、何に集中するかを選択させることだ。つまり、人間の原動力とも言える。

お腹が空いているときにテーブルに食べ物が出てきたら、それを見ているだけでドーパミンの量が増える。つまり、増えるのは食べている最中ではない。その食べ物を食べるという選択をさせるために、ドーパミンはあなたにささやく。「さあ、これに集中しろ」ドーパミンが、満足感を与えるというより行動を促すのなら、満足感はどこから来るのだろうか。それには**「体内のモルヒネ」**である**エンドルフィン**が大きな役割を果たしているようだ。ドーパミンは目の前にある美味しいものを食べるよう仕向けてくるが、それを美味しいと感じさせるのはエンドルフィンだ。

ストレスのシステムと同様に、脳内の報酬システムは何百万年もかけて発達してきた。どちらのシステムにとっても、現代社会は未知の世界だ。報酬システムでは、ドーパミンが重要な役割を果たし、生き延びて遺伝子を残せるように人間を突き動かしてきた。つまり食料、他人との付き合い――人間のように群れで暮らす動物にとっては大切なこと――そしてセックスによってドーパミン量が増えるのは、不思議なことではない。だが、スマホもドーパミン量を増やす。それが、チャットの通知が届くとスマホを見たい衝動にかられる理由だ。スマホは、報酬システムの基礎的なメカニズムの数々をダイレクトにハッキングしているのだ。そこを詳しく見ていこう。

脳は常に新しいもの好き

進化の観点から見れば、人間が知識を渇望するのは不思議なことではない。周囲をより深く知ることで、生存の可能性が高まるからだ。天候の変化がライオンの行動にどう影響するのか。カモシカがいちばん注意散漫になる状況は？　それがわかれば狩りを成功させられる確率が増し、猛獣の餌食になるのも避けられる。

周囲の環境を理解するほど、生き延びられる可能性が高まる——その結果、自然は人間に、新しい情報を探そうとする本能を与えた。この本能の裏にある脳内物質は何だろうか。もうおわかりだろう。そう、ドーパミンだ。新しいことを学ぶと脳はドーパミンを放出する。それだけではない。ドーパミンのおかげで人間はもっと詳しく学びたいと思うのだ。

脳は単に新しい情報だけを欲しいわけではない。新しい環境や出来事といったニュースも欲しがる。脳には新しいことだけに反応してドーパミンを産生する細胞があり、よく知るもの、たとえば「自分の家の前の道」といったものには反応しない。ところが、知らない顔のような新しいものを見ると、その細胞が一気に作動する。感情的になるようなものを見た場合も同じだ。

新しい情報、例えば**新しい環境**を渇望するドーパミン産生細胞が存在する、ということは、新しい情報を得ると脳は報酬をもらえるわけだ。人間は新しいもの、未知のものを探しにいきたいという衝動がしっかり組み込まれた状態で生まれてくる。「新しい場所に行ってみたい」「新しい人に会ってみたい」「新しいことを体験してみたい」という欲求だ。私たちの祖先が生きたのは、食料や資源が常に不足していた世界である。この欲求が、新たな可能性を求めて移動するよう、人間を突き動かしてきたのだろう。

数十万年分時間を巻き戻して、食べ物の入手という永遠の課題に挑んでいる女性が２人いるとしよう。片方には新しいもの――新しい場所や環境――を探したいという衝動があり、もう片方にはない。前者の方が食べ物を見つけられる可能性は高いだろう。移動すればするほど、食べものが見つかる確率は高くなるのだから。

今度は、あなたや私が生きる時代まで早送りしてみよう。脳は基本的に昔と同じままで、新しいものへの欲求も残っている。しかし、それが単に新しい場所を見たいという以上の意味を持つようになった。それはパソコンやスマホが運んでくる、新しい知識や情報への欲求だ。パソコンやスマホのページをめくるごとに、脳がドーパミンを放出し、その結果、私たちはクリックが大好きになる。しかも実は、今読んでいるページよりも**次のページ**に夢中になっているのだ。インターネット上のページの５分の１に、私たちは時間にして４秒以下しか留まっていない。10分以上時間をかけるページは、わずか４％だ。

新しい情報を得ると――それがニュースサイトだろうと、メールやＳＮＳだろうと同じことなのだが――脳の報酬システムが、私たちの祖先が新しい場所や環境を見つけたときと同じように作動する。見返りを欲する**報酬探索**行動と、情報を欲する**情報探索**行動は脳内で密接した関係で、実際にはそのふたつを見分けられない場合もあるほどだ。

「かもしれない」が大好きな脳

報酬システムを激しく作動させるのは、お金、食べ物、セックス、承認、新しい経験のいずれでもなく、それに対する**期待**だ。何かが起こるかもという期待以上に、報酬中枢を駆り立てるものはない。1930年代の研究では、レバーを押すと餌が出てくるようにした実験で、ネズミたちは時々しか餌が出てこないようにしたほうがレバーを押す回数が多かった。いちばん熱心にレバーを押したのは、餌が出てくる確率が3〜7割のときだった。

その20年後には、サルによる実験も行われた。ある音が聞こえると、ジュースが少し出てくるようになっている。サルのドーパミン量は、音が聞こえた時点で増加し、むしろジュースを飲んでいるときよりもずっと多かった。この実験でわかるのは、ドーパミンが快楽を与える**報酬物質**ではなく、何に集中すべきかを私たちに伝える存在だということだ。音が聞こえても、時々しかジュースが出てこないほうが、ドーパミン量がさらに増えることもわかった。2回に1回という頻度のときに、最もドーパミンが放出された。

ネズミに見られた現象がサルにも見られたわけだが、同じことが人間にも言える。お金がもらえるカードを被験者に引かせてみる。毎回お金がもらえるとわかっていると、確実にもらえるかわからないときほどドーパミンは増えない。ネズミやサルとまさしく同様に、ドーパミンが最も増えるのは2回に1回の頻度だった。つまり、脳にしてみれば、もらえるまでの**過程**が目当てなのであって、その過程というのは、不確かな未来への**期待**でできている。

不確かなものより、確かなものを好むべきでは？　なぜ脳は不確かな結果のほうに多くのドーパミン報酬を与えるのだろうか。その答えに100％の確証はないが、最も信憑性が高い説明はこうだ。**「ドーパミンの最重要課題は、人間に行動する動機を与えることだから」**

「もしかしたら」がスマホを欲させる

あなたの祖先が、たまにしか実のならない木の前に立っている姿を思い浮かべてほしい。実がなっているかどうかは地上からはわからないので、木に登らなくてはいけない。登ってみて何もなかったら、別の木にも登って探すことが大事だ。ハズレを引いてもあきらめない人は、そのうちに高カロリーの果実というごほうびをもらえる。それで生き延びる確率も高まる。

自然の摂理は予言できないものが多い。たまにしか実がならない木がいい例だ。ごほうびがもらえるかどうかは事前にはわからない。不確かな結果でドーパミンの量が急増するのは、新しいものを前にしたときと同じ理屈なのだろう。報酬を得られるかどうかわからなくても、私たちは探し続ける。この衝動により、食料不足の世界に生きた祖先は、そこにある限られた資源を発見し活用してきたのだ。

人間に組み込まれた不確かな結果への偏愛。現代ではそれが問題を引き起こしている。例えば、スロットマシーンやカジノテーブルから離れられなくなる。ギャンブルは長い目で見れば損をするとわかっていても、やってしまう。確かに、純粋な娯楽としての魅力はある。だが、適度な距離を取れずに、ギャンブル依存症になる人も確実にいる。脳の報酬システムが、不確かな結果にこんなにも報酬を与えてくれるのだから、ギャンブルの不確かさもとてつもなく魅力的に思えるはずだ。「ポーカーをもう1ゲームだけ、次こそは勝てるはず」そう考えるのだ。

このメカニズムをうまく利用しているのは、ゲーム会社やカジノだけではない。チャットやメールの着信音が鳴るとスマホを手に取りたくなるのもそのせいなのだ。何か大事な連絡かもしれない――。たいていの場合、着信音が聞こえたときの方が、実際にメールやチャットを読んでいるときよりもドーパミンの量が増える。「大事かもしれない」ことに強い欲求を感じ、私たちは「ちょっと見てみるだけ」とスマホを手に取る。しかもこれを頻繁にやっている。起きている間じゅうずっと、10分おきに。

報酬中枢を煽るSNS

ゲーム会社やスマホメーカー以外にも、不確かな結果への偏愛を巧みに利用している企業がある。それはソーシャルメディア、SNSだ。フェイスブック、インスタグラムやスナップチャットがスマホを手に取らせ、何か大事な更新がないか、「いいね」がついていないか確かめたいという欲求を起こさせる。その上、報酬システムがいちばん強く煽られている最中に、デジタルな承認欲求を満たしてくれるのだ。あなたの休暇の写真に「いいね」がつくのは、実は、誰かが「親指を立てたマーク」を押した瞬間ではないのだ。フェイスブックやインスタグラムは、親指マークやハートマークがつくのを保留することがある。そうやって、私たちの報酬系が最高潮に煽られる瞬間を待つのだ。刺激を少しずつ分散することで、デジタルなごほうびへの期待値を最大限にもできる。

ＳＮＳの開発者は、人間の報酬システムを詳しく研究し、脳が不確かな結果を偏愛していることや、どのくらいの頻度が効果的なのかを、ちゃんとわかっている。時間を問わずスマホを手に取りたくなるような、驚きの瞬間を創造する知識も持っている。「『いいね』が1個ついたかも？　見てみよう」と思うのは、「ポーカーをもう1ゲームだけ、次こそは勝てるはず」と同じメカニズムなのだ。

このような企業の多くは、行動科学や脳科学の専門家を雇っている。そのアプリが極力効果的に脳の報酬システムを直撃し、最大限の依存性を実現するためにだ。金儲けという意味で言えば、私たちの脳のハッキングに成功したのは間違いない。

シリコンバレーは罪悪感でいっぱい

極めてテクノロジーに精通している人ほど、その魅力が度を過ぎていることを認識し、制限した方がいいと考えているようだ。ジャスティン・ローゼンスタインという30代のアメリカ人は、自分のフェイスブックの利用時間を制限することに決め、スナップチャットのほうはすっぱりやめた。依存性ではヘロインに匹敵するからと言って。スマホの使用にブレーキをかけるために、本来は保護者が子供のスマホ使用を制限するためのア

どんな人がスマホ依存症になるのか

平均すると、私たちは1日に3時間スマホを使っている。もちろんそれより少ない人も多い人もいるが、中でももっとも頻繁にスマホを使う人の共通点はなんだろうか。700人近くの大学生を使ってスマホの使用習慣を調べたところ、次のようなことがわかった。被験者の3分の1は夜中もスマホを手放せないほど依存していて、そのせいで昼間疲れている。「ヘビーユーザー」に多いのは、タイプA〔訳註：怒りっぽく、攻撃的なほどの積極性に富み、活動的な性格〕の傾向があり、自尊心は低いが競争心が強く、自分を強いストレスにさらしている人たちだった。おっとりした性格で落ち着いた人生観を持つ人――タイプBの人たち――は基本的にそれほどスマホに依存していなかった。

プリまでインストールした。

ローゼンスタインの行為が興味深いのは、彼こそがフェイスブックの「いいね」機能を開発した人物だからだ。つまり、「立てた親指」の立役者は、自分の創造物が度を過ぎて魅力的だと感じているのだ。あるインタビューでは、後悔したようにこう発言している。「製品を開発するときに最善を尽くすのは当然のこと。それが思ってもみないような悪影響を与える――それに気づいたのは後になってからだ」

このような意見を持つのは、シリコンバレーで彼1人ではない。iPodやiPhoneの開発に携わったアップル社の幹部トニー・ファデルも、スクリーンが子供たちを夢中にさせる点について同意見だ。「冷や汗をびっしょりかいて目を覚ますんだ。僕たちはいったい何を創ってしまったんだろうって。うちの子供たちは、僕がスクリーンを取り上げようとすると、まるで自分の一部を奪われるような顔をする。そして感情的になる。それも、激しく。そのあと数日間、放心したような状態なんだ」

IT企業トップは子供にスマホを与えない

IT企業のトップは、自分たちが開発した製品に複雑な感情を抱いている。その最たるものが、アップル社の創業者スティーブ・ジョブズのエピソードだ。ジョブズは、2010年初頭にサンフランシスコで開かれた製品発表会でiPadを初めて紹介し、聴衆を魅了した。「インターネットへのアクセスという特別な可能性をもたらす、驚くべき、比類なき存在」と、iPadに最大級の賛辞を浴びせた。

ただし、自分の子供の使用には慎重になっている——ことまでは言わなかった。あまりに依存性が高いことには気づいていたのに。ニューヨーク・タイムズ紙の記者が、あるインタビューでジョブズにこう尋ねている。「自宅の壁は、スクリーンやiPadで埋め尽くされてるんでしょう？　ディナーに訪れたゲストには、お菓子の代わりに、iPadを配るんですか？」それに対するジョブズの答えは「iPadはそばに置くことすらしない」、そしてスクリーンタイムを厳しく制限していると話した。仰天した記者は、ジョブズを**ローテクな親**だと決めつけた。

テクノロジーが私たちにどんな影響を与えるのか、スティーブ・ジョブズほど的確に見抜いていた人は少ない。たった10年の間に、ジョブズはいくつもの製品を市場に投入し、私たちが映画や音楽、新聞記事を消費する方法を変貌させた。コミュニケーションの手段についてはいうまでもない。それなのに自分の子供の使用には慎重になっていたという事実は、研究結果や新聞のコラムよりも多くを語っている。

スウェーデンでは2〜3歳の子供のうち、3人に1人が毎日タブレットを使っている。まだろくに喋ることもできない年齢の子供がだ。一方で、スティーブ・ジョブズの10代の子供は、iPadを使ってよい時間を厳しく制限されていた。ジョブズは皆の先を行っていたのだ。テクノロジーの開発だけでなく、それが私たちに与える影響においても。

絶対的な影響力を持つIT企業のトップたち。その中でスティーブ・ジョブズが極端な例だったわけではない。ビル・ゲイツは子供が14歳になるまでスマホは持たせなかったと話す。現在、スウェーデンの11歳児の98%が自分のスマホを持っている。ビル・ゲイツの子供たちは、スマホを持たない2%に属していたわけだ。それは確実に、ゲイツ家に金銭的余裕がなかったせいではない。

デジタルのメリーゴーラウンドにぐるぐる回されてしまうのは簡単だ

会社である文章を書いている最中だとしよう。チャットの着信音が聞こえ、スマホを手に取りたい衝動に駆られる。何か大事なことかもしれない。やはりスマホを手に取り、ついでにさっきフェイスブックに投稿した写真に新しい「いいね」がついていないかどうか素早くチェックする。すると、あなたの住む地域で犯罪が増加しているという記事がシェアされている。その記事をクリックし、数行読んだところで、今度はスニーカーのセールのリンクが目に入る。それにざっと目を通そうとするが、親友がインスタグラムに新しい投稿をしたという通知に中断される。さっきまで書いていた文章は、すでに遥か彼方だ。

ここであなたの脳は、数十万年かけて進化した通りに機能しているだけだ。チャットの着信のような不確かな結果には、ドーパミンというごほうびを差し出す。そのせいで、スマホを見たいという強い欲求が起こる。脳は新しい情報も探そうとする。特に、犯罪事件の記事のように感情に訴えてくる、危険に関する情報を。アプリのお知らせは、社会とつながっていると実感させてくれる。脳は、あなたの話に他人がどう反応したか――投稿につく「いいね」――にも集中を注がせようとする。

もともとは生き残り戦略だったはずの脳のメカニズムのせいで、人間はデジタルのごほうびに次々と飛びつく。それが文章を書く邪魔になるからといって、脳は気にも留めない。脳は文章を書くためにではなく、祖先が生き延びられるように進化したのだから。

スマホが脳を**ハッキング**するメカニズム、そしてなぜスマホを遠ざけておくのが難しいのか、これでわかっただろうか。私たちを虜にするスマホの魔力に、人間はどんな影響を受けているのだろうか。次はそれを見ていこう。

第4章　集中力こそ現代社会の貴重品

人間はマルチタスクが苦手だ。
得意だと言う人は、自分を騙しているだけ!

——アール・ミラー(マサチューセッツ工科大学神経科学教授)

　ここ数年、複数のことを同時にやろうとしている自分に気づいたことはないだろうか。それはあなただけじゃない。私など、集中して映画を観るのも難しい。気づくとスマホに手を伸ばしているのだ。新しいメールは来ていないだろうか？　映画のストーリーを追いながら、スマホをだらだらとスクロールしてしまう。

　現代のデジタルライフでは、私たちは複数のことを同時にしようとしがちだ。つまりマルチタスクだ。スタンフォード大学の研究者がこんな研究を行った。マルチタスクが得意な人が、思考力を問われる課題にどれほど秀でているかを調べる研究だ。３００人近くの被験者を集めたが、その半数は勉強しながらネットサーフィンをしてもまったく問題ないと思っている。残りの半数は、一時にひとつだけのことに取り組むのを好む人たちだ。いくつものテストを行い被験者の集中力を測定したところ、マルチタスク派の方が集中が苦手だという結果が出た。それもかなり苦手だという。中でも、重要ではない情報を選別し、無視することができなかった。つまり、何にでも気が散るようなのだ。長いアルファベットの列を暗記するという実験でも、マルチタスク派の記憶力は残念な結果に終わった。それでも、何か得意なことがあるはずだ――研究者たちはそう信じ、ある課題から別の課題にどんどん移っていく能力、つまりマルチタスク能力を測ってみることにした。だが、得意分野のはずのマルチタスクですら、マルチタスク派は成績が悪かった。

マルチタスクの代償

脳には、膨大な数の手順を同時処理するという信じられないほどすごい能力があるが、知能の処理能力には著しく限定された領域がひとつある。それは**集中**だ。私たちは一度にひとつのことにしか集中できない。複数の作業を同時にこなしていると思っていても、実際にやっていることは、作業の間を行ったり来たりしているだけなのだ。メールを書きながら講義を聴ける自分はすごいと思うかもしれないが、2つの作業の間で集中の対象をパッパッパッと変えているだけというのが現実だ。集中する対象を変えるだけなら、確かにコンマ1秒程度しかかからない。だが問題は、脳がさっきまでの作業のほうに残っていることだ。集中がメールに移っても、脳の処理能力の一部はまだ講義に残っている。メールから講義に戻るときも同じだ。

脳には切替時間が必要で、さっきまでやっていた作業に残っている状態を専門用語で**注意残余**（attention residue）と呼ぶ。ほんの数秒メールに費やしただけでも、犠牲になるのは数秒以上だ。切替時間の長さを確定することはできないが、ある実験が示唆している。集中する先を切り替えた後、再び元の作業に１００％集中できるまでには何分も時間がかかるという。

しかし、マルチタスクが苦手な人ばかりではない。現実には、並行して複数の作業をできる人もいる。ほんの一握りながら、「スーパーマルチタスカー」と呼ばれる人々がいるのだ。このような特質をもつのは、人口の1～2％だと考えられている。つまりそれ以外の大多数の人の脳はそんなふうには働かない。余談だが、基本的に女性のほうが男性よりもマルチタスクに長けているそうだ。

脳は働きが悪いときほど自分をほめる

複数の作業を同時にやっているつもりで、実際にはこの作業からあの作業へと飛び回っているだけなら、確かに脳は効率よく働かない。ボールを全部落としてしまう下手くそなジャグラーさながらだ。それなら、マルチタスクなんてやめろと脳が忠告してくれてもよさそうなのに、そういうわけでもない。むしろマルチタスクをするとごほうびにドーパミンを与えて、気持ちよくさせてくれる。つまり、脳はあえて働きが悪くなるようなことを私たちにさせるのだ。それはなぜだろうか。

複数の作業の間で集中を移動させることで、気持ちがよくなる。これは私たちの祖先が、この世のあらゆる刺激に迅速に対応できるよう、警戒態勢を整えておく必要があったせいだ。わずかな気の緩みが命の危機につながる可能性があるのだから、何事も見逃さないようにしなければいけない。やはりここでも**「火災報知器の原則」**なのだ。集中を分散させ、現れるものすべてに素早く反応すること。人口の半数が10歳前に亡くなるほど危険だった時代に、それは決定的な違いだった。脳はそうやって進化してきたのだ。ドーパミンという報酬を与えてマルチタスクをさせ、簡単に気が散るようにした。私たちは今でも喜んでそれに従うが、そこには代償もある。

かぎりある作業記憶

マルチタスクは集中力が低下するだけではない。作業記憶（ワーキングメモリ）にも同じ影響が及ぶ。作業記憶というのは、今頭にあることを留めておくための「知能の作業台」だ。メモに書かれた番号に電話をかけるとしよう。メモを見て数字を覚え、番号を押す。数字はあなたの作業記憶の中にあり、それは集中力と同様にかなり限定されている。だから多くの人は、6桁か7桁くらいしか頭に留めておけない。私など、そこまでも覚えられない。正しい電話番号やメールアドレスを何度も確認するはめになり、毎回イライラする。

ある実験では、モニターに次々と文を表示して、それを150人のティーンエイジャーに見せた。その中にはマルチタスクに慣れた若者も含まれていた。モニターに表示されたのは、きわめて正しい文（「朝食にチーズサンドを食べた」など）もあれば、めちゃくちゃな文（「朝食に靴ひもを一皿食べた」など）もある。どれが正しいかを答える課題だ。そのくらいちょろいと思うかもしれないが、迅速に答えなければいけない。文はわずか2秒しか表示されないのだ。加えて、スクリーンには気を散らすような情報が表示されていて、それも無視した上でだ。クリアするには、作業記憶がしっかり機能していなければいけない。

果たして結果は？　マルチタスクに慣れた若者の方が、結果が悪かった。つまり、作業記憶が劣っていたのだ。特に苦手なのは、文の近くに表示される「気を散らすような情報」を無視することだった。また、マルチタスク派は前頭葉が活発なこともわかった。前頭葉のもっとも重要な役割は、集中力を持続させることだ。前頭葉が頑張らなくてはいけないというのは、喩えるとこんな感じだ。強靱な人なら片手で椅子を持ち上げられるが、そうでない人は両手を使わなくてはいけない。マルチタスク派は集中力を持続させるために、前頭葉に知能を集めなければいけなかったわけだ。しかも、こうやって前頭葉が努力したのにもかかわらず、マルチタスク派のテスト結果は悪かった。

実験を行った研究者はこんな結論を出した。マルチタスクを頻繁にやる人は、些末な情報を選り分けて無視するのが苦手なようだ。つまり、「常に気が散る人はほぼ確実に、脳が最適な状態で動かなくなる」

サイレントモードでもスマホは私たちの邪魔をする

集中力も作業記憶も、私たちが複数の作業を同時にしようとすると悪影響を受けるようだ。きっとあなたは今、じゃあパソコンの電源を切り、スマホはサイレントモードにしてポケットにしまえばいいやと思っただろう。だが、そんなに単純な話ではない。前の章でも書いたように、スマホには、人間の注意を引きつけるものすごい威力がある。その威力は、ポケットにしまうくらいでは抑えられないようなのだ。

大学生500人の記憶力と集中力を調査すると、スマホを教室の外に置いた学生の方が、サイレントモードにしてポケットにしまった学生よりもよい結果が出た。学生自身はスマホの存在に影響を受けているとは思ってもいないのに、結果が事実を物語っている。ポケットに入っているだけで集中力が阻害されるのだ。同じ現象が他の複数の実験にも見られた。そのひとつに、800人にコンピューター上で集中力を要する問題をやらせるというものがあった。結果、スマホを別室に置いてきた被験者は、サイレントモードにしたスマホをポケットに入れていた被験者よりも成績がよかった。実験報告書のタイトルが実験の結論を物語っている。「脳は弱る——スマートフォンの存在がわずかにでもあれば、認知能力の容量が減る」

モニター上に隠された文字を素早くいくつも見つけ出す、そんな集中力を要する課題をさせる実験もあった。その実験を行った日本の研究者も、同じような結論を出している。被験者の半分は、自分のではないスマホをモニターの横に置き、触ってはいけないことになっていた。残りの半分は、デスクの上に小さなノートを置いた。その結果は？ノートを与えられた被験者の方が課題をよく解けていた。そこにあるというだけでスマホが集中力を奪ったようだ。

リンクがあるだけで気が散る

ポケットの中のスマホが持つデジタルな魔力を、脳は無意識のレベルで感知し、「スマホを無視すること」に知能の処理能力を使ってしまうようだ。その結果、本来の集中力を発揮できなくなる。よく考えてみると、それほどおかしなことではない。ドーパミンが、何が大事で何に集中すべきかを脳に語りかけるのだから。日に何百回とドーパミンを放出させるスマホ、あなたはそれが気になって仕方がない。

何かを無視するというのは、脳に働くことを強いる能動的な行為だ。きっとあなたも気がついているだろう。友達とお茶をするために、スマホを目の前のテーブルに置く。気が散らないように画面を下にするかもしれない。それでもスマホを手に取りたい衝動が湧き、絶対にさわらないと覚悟を決めなければいけない。驚くことでもない。１日に何百回もドーパミンを少しずつ放出してくれる存在を無視するために、脳は知能の容量を割かなければいけないのだ。

スマホの魔力に抗うために脳が全力を尽くしていると、他の作業をするための容量が減る。それほど集中力の要らない作業なら大きな問題にはならないだろう。しかし本当に集中しなければならないときには問題が起きる。米国の研究で、被験者に集中力の要る難しいテストをさせた。被験者の一部には、テストの最中に実験のリーダーからメールが届くか電話がかかってくるかしたが、それに返答したわけではない。それでも、メールや電話を受けた被験者のほうが多く間違えるという結果になった。実に3倍も多く間違えたのだ！

また別の実験でも、同じような影響が見られた。コンピューター上で普通のワード形式の文章を読んだ後、単語いくつかにクリックできるリンクが貼ってある文章も読んでもらった。その後、今読んだばかりの文章について質問すると、リンクを貼った文章の方が内容を覚えていなかった。リンクをクリックしたわけでもないのに。おそらく脳が常に「リンクを押すべきか否か」という決定を下し続けたせいだ。その小さな決定の度に知能の容量を使い、限りのある集中力と作業記憶の両方が削られたのだ。テーブル上のスマホを手に取らないのも、リンクをクリックしないのも、同じくらい脳が処理能力を割かなくてはいけない作業なのだ。

私たちはさらに気が散るように訓練を重ねる

凄まじい量の情報にさらされるほうが、集中力を高める訓練になると思うかもしれない。スマホに気を散らされるのにも徐々に慣れるのでは？　筋肉がジョギングや筋トレによって鍛えられるのと同じで。問題は、普通の人の脳がその逆を行くことだ。気を散らすものが多いほど注意力散漫になる。

常にデジタルな邪魔が入ることで、気を散らされることにますます脆弱になるようなのだ。それがこの数年、これだけ大勢の人が、インターネットを使っていないときでも集中できない理由ではないだろうか。私自身も、本を集中して読むことが難しくなった。スマホをサイレントモードにするくらいでは効果がなく、集中したければ別室に置いておかなくてはいけない。そこまでしても、10年前と同じように本にのめりこむのは難しい。集中を要するページにくると、スマホに手を伸ばしたい欲求に駆られる。もう昔みたいな努力はできなくなったようだ。

多くの人に同じような経験があるはずだ。気を散らされる存在が当たり前になると、それが存在しないときでも強い欲求を感じるようになる。現代社会では集中力は貴重品になってしまったのだ。ただ、私たちの**注意持続時間**（attention span）が12秒から8秒に下がり、金魚以下だというのは——ありがたいことに作り話だ。

手書きメモはPCに勝る

スマホの使用に特に慎重になったほうがいいのは、学校や大学の教室内だ。そこで脅かされるのは集中力や作業記憶だけではない。長期記憶を作る能力にも悪影響が出る。スマホやパソコンがそばにあるだけで、学習能力が落ちるのだから。

ある研究で、2つの大学生のグループに同じ講義を聴かせた。片方のグループは自分のパソコンを持参し、もう片方は禁止されていた。パソコンを持参したグループが講義中に何をしているかを調べてみると、講義に関するウェブページをいくつも見ていて、そのついでにメールやフェイスブックもチェックしていた。講義の直後、パソコンを使った学生たちは、もう一方のグループほど講義の内容を覚えていなかった。学生に偏りがあったためではないのを確認するために、同じ実験を別の2グループでも行った。やはり結果は同じで、パソコンなしのグループの方がよく学習できていた。

それなら、講義中にフェイスブックを開くのをやめればいいのでは？　もちろん、それで確実に効果はある。しかし、ＳＮＳを見てしまう以外にもパソコンが人間の学習メカニズムに与える影響があるようなのだ。米国の研究では、学生にＴＥＤトークを視聴させ、一部の学生には紙とペン、残りの学生にはパソコンでノートを取らせた。すると、紙に書いた学生の方が講義の内容をよく理解していた。必ずしも詳細を多数覚えていたわけではないが、トークの趣旨をよりよく理解できていた。この研究結果には、「ペンはキーボードよりも強し——パソコンより手書きでノートを取る利点」という雄弁なタイトルがついた。

これがどういう理由によるものなのかは正確にはわからないが、パソコンでノートを取ると、聴いた言葉をそのまま入力するだけになるからかもしれない、と研究者は推測する。ペンだとキーボードほど速く書けないため、何をメモするか優先順位をつけることになる。つまり、手書きの場合はいったん情報を処理する必要があり、内容を吸収しやすくなるのだ。

興味深いのは、スマホと一緒にいる時間が長いほど気が散ることだ。スマホを持って講演を聴いた参加者は、スマホを会場の外に置いてきた参加者と比べると、最初の15分の理解度は同じくらいだった。しかしその後は、講演から得られる情報がどんどん減っていった。15分間真剣に話を聴いたら、そのあとは集中が途切れやすくなるのは当然だ。そこでスマホが最後の一押しになるのかもしれない。

長期記憶を作るには集中が必要

何かを学ぶ、つまり新しい記憶を作るとき、脳の細胞間の繋がりに変化が起きる。短期記憶——短時間だけ残る記憶——を作るには、脳は既存の細胞間の繋がりを強化するだけでいい。だが数カ月、数年、あるいは一生残るような長期記憶を作ろうとすると、プロセスが複雑になる。脳細胞間に新しい繋がりを作らなければいけないのだ。記憶を維持し長く保たれるようにするためには、新たなタンパク質を合成しなければいけない。だが、新しいタンパク質だけでは足りない。記憶の長期保存には、新しくできた繋がりを強化するために、そこを通る信号を何度も出さなければいけない。この作業は脳にとって大仕事な上に、エネルギーも必要になる。新しい長期記憶を作ること——専門用語では**固定化**と呼ぶのだが——は、脳が最もエネルギーを必要とする作業だ。これは私たちが眠っている間に行われるプロセスで、後でも見ていくが、人間が眠ることの大事な理由にもなってくる。

固定化がどのように行われるのか、もう少し詳しく見てみよう。私たちはまず「何か」に集中する。そうやって脳に「これは大事なことだ」と語りかける。エネルギーを費やす価値、つまり長期記憶を作る価値があるのだと。つまり、積極的にその「何か」に注目を向けなければ、このプロセスは機能しないのだ。昨日、仕事から帰って鍵をどこに置いたのか思い出せない。その原因は、あなたが集中せずに別のことを考えていたからだ。脳は、これが大事だという信号を受け取らず、鍵を置いた場所を記憶しなかった。だから翌朝、あなたは家じゅう探し回ることになる。

同じことが騒がしい部屋でテスト勉強するときにも言える。集中できないから脳は「これが大事」という信号をもらえないし、あなたは読んだ内容を覚えられない。これはつまり、記憶した情報は思い出すこともできなければいけないということだ。言った通り、**記憶**するためには、集中しなければいけない。そして次の段階で、情報を作業記憶に入れる。そこで初めて、脳は**固定化**によって長期記憶を作ることができる。ただし、インスタグラムやチャット、ツイート、メール、ニュース速報、フェイスブックを次々にチェックして、間断なく脳に印象を与え続けると、情報が記憶に変わるこのプロセスを妨げることになる。色々な形で邪魔が入るからだ。

絶えず新しい情報が顔を出せば、脳は特定の情報に集中する時間がなくなる上に、限られた作業記憶がいっぱいになってしまう。テレビがついている中で勉強しようとして、おまけにスマホもいじっている。脳はあらゆる情報を処理することに力を注ぎ、新しい長期記憶を作ることができなくなる。だから読んだ内容を覚えられないのだ。

デジタルな娯楽の間を行ったり来たりするのは、情報を効率よく取り入れていると思いがちだ。だがそれはあくまで表面的なもので、情報がしっかり頭に入るわけではない。それなのに続けてしまう「原動力」は、そうすることが好きだから。そう、ドーパミンが放出されるからだ。

デジタルな（悪）習慣に、長期記憶を作る能力はどの程度脅かされるのだろうか。ある実験で、学生に自分のペースで本の１章を読ませ、その後、内容について質問をした。被験者の一部には読んでいる最中にスマホにメッセージが届き、それに返信しなくてはいけないようにした。返信するには時間がかかるから、読み終わるまでの時間も長くなる。その後、全員同じくらい内容を覚えていることが判明したが、メッセージに返信した学生たちのほうが読むのにかなり長く時間がかかっていた。メッセージを読んで返答した時間を差し引いても、同じ1章を読むのに長く時間がかかったのだ。

つまり、集中力を完全に回復させ、読んでいた箇所に戻るのには**切替時間**が必要なのだ。勉強中にメールやチャットに返信すると、読んでいる内容を覚えるのに時間がかかってしまう。スマホに費やした時間を差し引いてもだ。仕事や試験勉強でマルチタスクをしようとする人は、別の言いかたをすれば、二重に自分を騙しているのだ。理解が悪くなる上に、時間もかかる。チャットやメールをチェックするのは、例えば1時間に数分と決めてしまい、常にチェックしないのがいい方法かもしれない。

脳は近道が大好き

脳は身体の中で最もエネルギーを必要とする器官だ。成人で総消費エネルギーの2割を費やしている。10代の若者なら約3割。新生児など、エネルギーの実に5割が脳に使われているそうだ。今なら欲しいだけカロリーを身体に取り込めるが、石器時代にそれはできなかった。そのため、身体の他の部分と同じように、脳もエネルギーを節約し、できるだけ効率的に物事を進めようとする。つまり、近道をしようとするのだ。記憶に関しては特にそうだ。記憶を作るにはエネルギーがかかるのだから。

それが、デジタル社会で当然の結果を招く。ある実験で、被験者たちは様々な事実に関する文章を耳で聞き、一文ごとにパソコンに書くよう指示された。一部の人はパソコンに情報が残ると言われ、残りは情報は消去されると教えられた。文章をすべて書きこんだ後、覚えているかぎりのことを復唱してもらった。すると、パソコンに情報が残っていると思っていた人は、消されると思っていた人たちよりも覚えていた量が少なかった。

どのみち保存されるのに、なぜそれにエネルギーを浪費しないといけない？　脳はそう考えるようだ。驚くことでもない。作業の一部をパソコンに任せられるなら、そうするに決まっている。保存されるとわかっていれば、情報そのものよりも、情報がどこにあるかを覚えておくほうがいい。被験者たちがワード文書に文を書き留めた実験では、1つの文を1つのファイルにして異なったフォルダに保存してもらったが、翌日になると文の内容はあまり覚えていなかった。一方、どのフォルダにどの文書ファイルを入れたかは覚えていたのだ。

グーグル効果――情報が記憶に入らない

グーグル効果とかデジタル性健忘と呼ばれるのは、別の場所に保存されているからと、脳が自分では覚えようとしない現象だ。脳は情報そのものよりも、その情報がどこにあるのかを優先して記憶する。だが、情報を思い出せなくなるだけではない。ある実験では、被験者のグループに美術館を訪問させ、何点かだけ作品を写真撮影し、それ以外は観るだけにするよう指示した。翌日、何枚も絵画の写真を見せたが、その中には美術館にはなかった絵画も混ざっていた。課題は、写真が美術館で観た絵画と同じかどうかを思い出すことだ。

判明したのは、写真を撮っていない作品はよく覚えていたが、写真を撮った作品はそれほど記憶に残っていなかったことだ。パソコンに保存される文章を覚えようとしないのと同じで、写真に撮ったものは記憶に残そうとしないのだ。脳は近道を選ぶ。「写真で見られるんだから、記憶には残さなくていいじゃないか」

では、なぜ私たちは知識を身につけなくてはいけないのだろうか。スマホにグーグルやウィキペディアが入っているのに。確かに、電話番号くらいなら問題ない。だが、あらゆる知識をグーグルで代用することは当然できない。人間には知識が必要なのだ。社会と繋がり、批判的な問いかけをし、情報の正確さを精査するために。情報を作業記憶から長期記憶へと移動するための**固定化**は、「元データ」を脳のＲＡＭ（ランダム・アクセス・メモリ）からハードディスクに移すだけの作業ではない。情報をその人の個人的体験と融合させ、私たちが**「知識」**と呼ぶものを構築するのだ。

人間の知識というのは、暗記した事実をずらずらと読み上げることではない。あなたの知り合いでいちばん賢い人が、必ずしも〈トリビアル・パスート〉［訳註：一般知識を競うクイズ形式のボードゲーム］で勝つとはかぎらない。本当の意味で何かを深く学ぶためには、集中と熟考の両方が求められる。素早いクリックに溢れた世界では、それが忘れ去られている危険性が高い。ウェブページを次から次へと移動している人は、脳に情報を消化するための時間を与えていないのだ。

スティーブ・ジョブズはコンピューターを「脳の自転車」みたいなものだと称した。思考を早くするための道具だ。私たちの代わりに考えてくれる「脳のタクシー運転手」と呼ぶほうが正確かもしれない。確かに快適だが、新しいことを学ぶのを誰かに任せてしまいたいだろうか？

周囲への無関心

食事やお茶をしている最中に相手がスマホを取り出すと、毎回イライラする。自分だってちっとも偉そうなことを言えるような人間じゃないのに。ただ私には、相手に感謝される以外にも、スマホを取り出したくない自分勝手な理由がある。スマホが目の前にあると、会話がつまらなく思えるからだ。スマホが魅力的すぎて、周囲に関心がもてなくなってしまう。

ある研究で約30名に、知らない人と10分間自由に話してもらった。テーブルを挟んで座り、一部の人はスマホをテーブルに置き、それ以外の人は置かなかった。その後、被験者たちに会話がどのくらい楽しかったかを尋ねてみると、視界にスマホがあった人たちはあまり楽しくなかった上に、相手を信用しづらく共感しにくいとも感じていた。言っておくが、スマホはただテーブルの上にあっただけで、手に取ることは許されなかった。

これもさほど驚くことではない。当然のことながら、ドーパミンが何に興味を向けるべきか指示していたのだ。毎日何千という小さなドーパミン報酬を与えてくれる物体が目の前にあれば、脳は当然そっちに気を引かれる。スマホを手に取りたいという衝動に抵抗するために、限りある集中力が使われる。先に書いたとおり、無視するというのは能動的な行為なのだ。その結果、あまり会話についていけなくなる。

友人とのディナーの感想を３００人に調査した研究者も同じ傾向を目にすることになった。被験者の半数は、ディナーの最中にメールが届くからスマホをテーブルに出しておくよう指示された。残り半数はスマホを取り出すなと指示されていた。食後、スマホがそばにあった被験者は、ディナーはいまいちだったと感じていた。極端に差があったわけではないがそれでも結果は明白だった。一言で言えば、目の前にスマホを置いていると相手と一緒にいるのが少しつまらなくなるのだ。

しかし、1通のメールのためにスマホを出したからといって、ディナー全体が台無しになることはないのでは？　ならないかもしれないが、被験者たちはスマホをスタンバイさせていただけではない。ディナーの1割以上の時間、スマホをいじっていたのだ。1通のメールに返信する、そのためだけに置いたはずなのに。

ドーパミンの役割はつまり、何が重要で何に集中を傾けるべきかを伝えることだが、ここで言う「重要」とはよい成績を取ることでも、キャリアアップすることでも、元気でいることでもない。祖先を生き延びさせ、遺伝子を残させることだったのだ。スマホほど巧妙に作られたものが他にあるだろうか。ちょっとした「ドーパミン注射」を1日に300回も与えてくれるなんて。スマホは毎回あなたに「こっちに集中してよ」と頼んでいるのだ。

授業中や仕事中でもスマホのことを忘れられないなんて、おかしいだろうか。スマホ

マルチタスクによって間違った場所に入る記憶

記憶は脳の様々な場所に保存される。例えば事実や経験は俗に**記憶の中枢**と呼ばれる**海馬**に入る。一方で、自転車に乗る、泳ぐ、ゴルフクラブでボールを打つといった技術を習得するときには**大脳基底核の線条体**という場所が使われる。テレビを観ながら本を読むなど、複数の作業を同時にしようとすると、情報は線条体に入ることが多い。つまり脳は、事実に関する情報を間違った場所へ送ることになる。一度にひとつのことだけすると、情報はまた海馬に送られるようになる。

例えばニューヨークで散歩していたときに超美味しいチョコレートドーナツを食べ

たことがあるとしよう。またニューヨークに行ったり、別の場所でドーナツを食べたりすると、記憶が甦ることがある。そのときと同じ服を着たり、チョコレートのかかった別の美味しいものを食べたり、ニューヨークにいたときと同じ気分になったりしてもだ。脳は連想が大得意で、何らかの形でその出来事を思い出させるような小さな小さな手がかりを頼りに、記憶を取り出すことができるのだ。

柔軟な記憶を作る能力は、複数の作業を同時にしようとすると部分的に失われてしまう。その原因は、情報が海馬だけでなく線条体にも送られてしまうから。記憶のテストでは、被験者が数字や言葉を覚えられるかどうかを調べることが多いが、記憶というのはそれより複雑なものだ。事実に関する記憶は、その人の個人的体験と融合され、知識として構築される。その知識を吟味し、角度を変えて見つめ直したりもして、自分の周囲の世界を理解しようとするのだ。

この途方もなく複雑なシステムが、情報の洪水にどれほど影響されるのか。それはまだ正確にはわかっていない。だが、デジタル化は思ったより深刻な影響を及ぼしていると言えるだろう。考えてみてほしい。記憶のテストで数字を何桁覚えられるかよりも、もっと根本的に大切なものを今この瞬間も失っているのだとしたら？

を取り出さないことに知能の処理能力を使ってしまうなんて。あまりに魅力的で、一緒に夕食を食べる仲間がつまらなく思えるほどなのだ。10分間隔で新しい体験と報酬を与えてくれる存在。それを失うと、ストレスを感じる。いやパニックに近いかもしれない。ちっともおかしくはない。そうでしょう？

第5章　スクリーンがメンタルヘルスや睡眠に与える影響

ある意味、驚きだ。これほど異質な環境にいるのに、
人間が今以上の精神疾患にかかっていないなんて。
——リチャード・ドーキンス（進化生物学者、作家）

バスや地下鉄に乗っていると、ああ、あの人はスマホを失くしたんだな、という場面に出くわすことがある。激しい不安に襲われ、命がかかったみたいに鞄やポケットを探している。ようやくスマホが見つかったときの安堵した様子、そしてパニックが消えていく様がはっきり見てとれる。何千クローナ［訳註：1クローナは2020年10月現在約12円］もするスマホが見つからなかったら心配でストレスがかかるのは当然だが、あのパニックぶりはお金の問題だけではないだろう。

スマホを強制的に手放した被験者の体内では、ほんの10分でストレスホルモン、**コルチゾール**のレベルが上昇する。つまり脳が**「闘争か逃走か」**のモードに入るのだ。最も顕著に影響が現れるのはスマホを頻繁に使っている人で、スマホを慢性的に使っていない人はそれほど上昇しない。脳がどのように進化してきたかを考えると、それも特におかしなことではない。

ドーパミンを与えてくれる対象に意識を集中させるのは、生き延びるために大切なことだ。一日中、10分ごとにちょこちょことドーパミンを補給してくれる対象を失ったら、当然ストレス反応が起きる。さらには、「生存のために大切なものが消えてしまった」という信号が脳に送られる。するとHPA系が作動し、脳が私たちにこう命じる。「手を打て！　ドーパミンをくれるものを取り返せ！　今すぐにだ！」脳はこの強い不安の力を借りて、私たちに指令を実行させようとするのだ。

スマホは失くしたときだけにストレスを生じさせるわけではない。失くさなくてもストレスは生じるようだ。20代の若者およそ4000人にスマホの利用習慣を聞き取り、その後1年にわたって観察を続けた研究がある。熱心にスマホを使う人ほどストレスの問題を抱えている率が高く、うつ症状のあるケースも多かった。同じような結果が、アメリカ心理学会（APA）が約3500人に対して行ったインタビューでも示された。「アメリカのストレス（Stress in America）」というタイトルで報告されたが、スマホを頻繁に取り出して見る人ほどストレスを多く抱えていた。多くの被験者が、時々はスマホを遠ざけておくほうがいいとわかっているし、3人に2人は**「デジタルデトック**

ス」が心の健康にいいだろうと思っている。しかし、実際にそれを実行していたのはわずか30％にも満たなかった。

複数の大規模な研究をまとめてみると、ストレスとスマホの使用過多には関連があることがわかる。その影響には小さなものから中程度のものまであるが、ストレスに弱い状態の人は、たとえ小さな一滴でもコップが溢れることになる。

それは不安障害にも同じことが言えるのだろうか。結果は同じだった。10件の調査のうち９件で、不安とスマホの使用過多に相関性が見られた。おかしなことではない。ストレスと不安は本質的に体内の同じシステム、つまりＨＰＡ系の作動によって起きる。ただ理由が異なるだけだ。ストレスは脅威そのものが引き金になるが、不安は脅威かもしれないものが引き金だ。スマホがストレスを引き起こすなら、不安も引き起こすのは容易に想像つくし、実際そうなのだ。

被験者がスマホを手放したときの心配と不安を計測したところ、離れている時間が長くなるほど不安が増すことがわかった。30分ごとに計測するたびに、不安の度合いが増していった。最も不安が大きかったのはどういう人だったのか——もちろん、スマホをいちばんよく使っている人たちだ。

過小評価されている睡眠

極端なスマホの使用が、ストレスと不安を引き起こす。だが、何よりも影響を受けるのが睡眠だ。ここ数年、精神科医として患者を診る中で気づいたのは、よく眠れない人が増えていることだ。ほとんど全員が睡眠導入剤のことを尋ねる。最初のうちは、こんなに多くの患者が私のところに来たのは偶然だろうと考えていた。しかしそうではなか

> ### スマホでうつになる?
>
> 本書冒頭で見たように、長期のストレスはうつになる危険性を高める。そして今読んだように、現代のデジタルライフとスマホはストレスを引き起こす。さらにもうひとつ、ここにはまるパズルのピースがある。100万人近く、9人に1人以上のスウェーデン人が抗うつ薬を服用していること、抗うつ薬の使用が過去10年で急激に増加したことだ。同じ時期に、ストレスを招くスマホが皆のポケットの中に登場している。

スマホがこの増加を招いたのは想像に難くない。だが、スマホのせいでうつになる可能性はあるのだろうか。サウジアラビアの研究者が１０００人以上を対象に行った調査では、スマホ依存とうつに「警戒すべきレベル」の強い相関性があると結論づけられた。中国でも、スマホをよく使う大学生は孤独で自信がなく、うつが多いことが確認された。オーストリアでは、うつを患う人はスマホを極端に多く使うケースが多いと判明している。

地球上の他の国からも、同じような調査結果がいくつも挙がっているが、これ以上例を挙げる必要はないだろう。スマホがうつになる危険性を高めるのは明白だ。だが、スマホでうつになるというよりも、うつの人がスマホをよく使うということはないだろうか。スマホのせいでうつになるとは１００％断定できない。

私自身はこう考える。過剰なスマホの使用は、うつの危険因子のひとつだと。睡眠不足、座りっぱなしのライフスタイル、社会的な孤立、そしてアルコールや薬物の乱用も、やはりうつになる危険性を高める。スマホが及ぼす最大の影響はむしろ「時間を奪うこと」で、うつから身を守るための運動や人づき合い、睡眠を充分に取る時間がなくなることかもしれない。

った。眠れなくて受診する人の数は爆発的に増え、スウェーデン人のほぼ３人に１人が睡眠に問題があると感じている。睡眠時間もますます短くなっていて、平均で７時間。ということは、２人に１人は、必要とされる７〜９時間よりも短い時間しか寝ていない。同じ傾向が多くの国で見られる。

実際、平均睡眠時間はこの１００年で１時間も減っている。さらに時間を遡ると、狩猟採集民だった祖先は、私たちより長く眠っていなかったにしても、よく眠れてはいたようだ。現在でもその頃のように暮らす部族を調査すると、睡眠障害に苦しむのはわずか１〜２％だからだ。一方、工業国では３割。つまり、現代人の睡眠は非常に質が悪い。

私たちはなぜ眠るのか

私たちはなぜ眠るのか。その理由ははっきりとわかってはいないが、睡眠中に身体と脳で行われる処理は途方もなく重要なはずだ。というのも、私たちの祖先にとって、１日24時間の３分の１を無意識に近い状態で過ごすのはとても危険なことだったのだから。動物に喰われる可能性もあるし、そもそも眠っていても何の得にもならない。食料も集められないし、子供を作ることもできない。

では、睡眠の何がそんなに重要なのだろう。自然が、人間やほぼすべての動物に睡眠欲求を備えつけたのはなぜだろうか。とりあえず、エネルギーを蓄えるためではない。眠っているときも、起きているときと同じくらい脳はエネルギーを消費している。睡眠時には、昼間壊れたタンパク質が老廃物として脳から除去される。この老廃物は1日に何グラムにもなり、1年間で脳と同じ重さの「ゴミ」が捨てられることになる。夜ごとの巡回清掃は、そもそも脳が機能するために不可欠だ。長期にわたる睡眠不足は、脳卒中や認知症をはじめ様々な病気のリスクを高める。それは「清掃システム」がちゃんと機能していないせいだと考えられている。

睡眠不足は人間の機能も低下させる。1日6時間以下の睡眠が10日続くと、24時間起きていたのと同じくらい集中力が低下するのだ。さらには情緒も不安定になる。様々な表情の顔写真を見せて脳を観察すると、しっかり眠っていないときはストレスシステムのモーターである扁桃体が激しく反応することがわかる。

それ以外に人間が眠る最も重要な理由は、短期記憶から長期記憶への移動が夜に行われるからだろう。そのプロセスは**固定化**と呼ばれ、とりわけ熟睡時に行われる。眠っている間に、脳はその日の出来事からどれを保存して長期記憶を作るかを選り分けているのだ。脳は失われそうな記憶を寝ている間に再生することもできる。しかしきちんと眠らなければこうしたプロセスは機能せず、記憶に影響が出る。

このように、睡眠は記憶の保存に重要な役割を果たしていて、それを別の何かで埋め合わせることはできない。ある調査では、学生に迷路の解き方を覚えさせた。その後、一部の学生は1時間昼寝をし、残りの学生は起きていた。5時間後、その迷路の解き方をどれくらい覚えているかを調べると、起きていて迷路のことをずっと考えていられた学生たちよりも、しばらく眠った学生たちの方がよく覚えていたのだ。これらの結果を総合すると、訓練だけではなく、訓練とよい睡眠が組み合わさってこそ、何かができるようになるということがわかる。これは特に学校という観点で一考の価値がある。若者に不眠が増えているのだから。子供や若者の睡眠の質が悪くなっていることについては、186ページを参照してほしい。

ストレス――それにスクリーン――が眠りを妨げる

脳の掃除、健康の維持、そして情緒の安定や記憶と学習のために睡眠がそれほど大事なら、なぜ私たちは頭を枕にのせた瞬間に眠りに落ちないのだろう。それはおそらく、眠るときに知覚情報を完全オフにするのが危険だったからだ。狩猟採集民だった祖先は、サバンナで眠るとき、誰かに殺されたり動物に喰われたりしない安全な状態を確保することが重要だった。

そのため、入眠は周囲の存在を徐々にスイッチオフしていくことで、段階的に進行する。ベッドに入る前にストレスを受けると、寝つきが悪くなるのはおそらくそのせいだ。ストレスを受けると脳の同じ部分、歴史的には緊急の危機に作動してきたＨＰＡ系（43ページ参照）が目覚めてしまう。脳にしてみれば、「今眠ろうとしている場所は安全ではない、だから寝つきを悪くしないといけない」のだ。夜ストレスを感じると眠りにつけないのは、脳が進化してきたとおりに機能しているだけ。つまり、あえてあなたを眠らせないようにしているのだ。

ブルーライトの闇

体内リズムはどのくらい光を浴びたか等によって制御される。眠りにつく時間を身体に知らせる**メラトニン**というホルモンの働きだ。メラトニンは脳内の**松果体**という分泌器で合成される。分泌量は日中は少なく、夕方になると増え、夜に最多になる。光を浴びすぎるとメラトニン分泌にブレーキがかかり、身体はまだ昼間だと勘違いする。寝室が明るすぎると眠りが悪くなるのはそのせいだ。逆に暗いと、脳はメラトニンを増やそうとし、身体も今は夜だと思い込む。

だが分泌量を左右するのは浴びた光の量だけではない。どういう種類の光なのかも関係がある。ブルーライト［訳註：パソコンやスマートフォンのＬＥＤディスプレイやＬＥＤ照明に多く含まれる波長が３８０～５００㎚の青色光］にはメラトニンの分泌を抑える特殊な効果がある。人間の目の中にブルーライトにだけ強く反応する細胞が存在するが、私たちの祖先にとってブルーライトは晴れ渡った空から降ってくるものだったからだ。この細胞が脳に「メラトニンを作るのをやめろ」と告げる。「さあ起きろ、油断せず警戒を怠るな！」と。私たちの祖先にとってブルーライトは昼間活発に行動するためのものだったから、あなたや私もブルーライトで元気になってしまうのだ。

眠りにつく前にスマホやタブレット端末を使うと、ブルーライトが脳を目覚めさせ、メラトニンの分泌を抑えるだけでなく、分泌を2～3時間遅らせる。つまりブルーライトがあなたの体内時計を2～3時間巻き戻すのだ。少し大げさに言うと、スウェーデンからグリーンランドか西アフリカに移動したような時差ボケが起きているようなものだ。そのうえ、スマホがストレスを生み、ストレスが睡眠を妨げる。それでも足りないみたいに、すでに書いたようなアプリやSNS、ゲームなど、ドーパミンと関係するあらゆる刺激によって脳が目覚めてしまう。

理論上は、寝る前にスマホを使うと、そういった原因で眠りにつきづらくなる。しかし理論が必ずしも現実と一致するわけではない。本当にスマホが私たちの睡眠を妨げているのだろうか。そう、妨げている。600人近くの被験者を観察した研究がそれを証明している。スマホなどのスクリーンを見ている時間が長い人ほど、よく眠れなくなる。特に、夜遅くにスマホを使うと影響が大きかった。眠れなくなるだけでなく、眠りの質も落ちる。そして当然、翌日に疲れている可能性も高まる。

そばにあるだけで集中や記憶が妨げられるのと同じく、スマホが寝室にあるだけで睡眠が妨げられるようだ。小学校高学年の児童2000人にベッド脇のテーブルにスマホを置いて寝てもらったところ、スマホを側に置かなかった児童よりも睡眠時間が21分短かった。寝室にテレビがあるだけで睡眠時間が短くなるが、スマホはテレビよりも影響が大きい。21分など大した時間じゃないと思うかもしれないが、さらに深刻な影響を示す調査もある。保護者に子供の睡眠時間を調べてもらった調査では、スマホを寝室に置いている子供のほうがそうでない子に比べて1時間も睡眠が短かったのだ。

電子書籍VS「普通の」本

寝室にあるのが普通になったのは、スマホだけではない。電子書籍もそうだ。ある実験で、寝る前に本を数ページ読んでもらった。一部の被験者は普通の紙の本で読み、残りは同じ文章を電子書籍で読んだ。その結果は？　電子書籍を読んだ人たちは、紙の書籍を読んだ人たちよりも眠りに落ちるまでに10分長くかかった。同じ内容を読んだのにだ。本を紙で読むのとスクリーン上で読むのには違いがあるのだろうか。

まず、電子書籍を読むと、メラトニン合成が著しく減少する。さらにはメラトニンの分泌が1時間以上遅くなる。私個人は、電子書籍がスマホを連想させるのも一因だと思う。スマホなどの端末は新しい情報や脳の報酬系の活性化に非常に強く結びついているので、それを手にしているだけで目が覚めてしまう。「これもスクリーンがついているからスマホみたいだ」と脳が騙されてしまい、興奮が収まらなくなるのだ。

感じやすさは人それぞれ

言い方を換えれば、子供も大人も、睡眠の悪化にスマホが大きな影響を与えていると

スクリーンは食欲にまで影響する？

体重が気になる人は、夜遅くスマホを使うと食欲が増進する可能性があることを知っておいたほうがいいだろう。ブルーライトの影響を受けるのは睡眠を促すメラトニンだけではない。ストレスホルモンのコルチゾールと空腹ホルモンの**グレリン**の量も増やすのだ。グレリンは食欲を増進させるだけでなく、身体に脂肪を貯めやすくもする。

つまりブルーライトは、身体を目覚めさせ（メラトニンとコルチゾール）、行動に出る態勢を整え（コルチゾール）、エネルギーの貯蔵庫を満タンにして脂肪を蓄える（グレリン）ことに長けているのだ。夜タブレット端末やスマホを使った後、私たちはベッドに横になって天井を睨んでいるだけでなく、食べたいという欲求も抱えている。しかも悪いことに、夜食というのは身体が普段に増して効果的にカロリーを摂取し、皮下脂肪という形で腹周りに貯蔵してしまう。

いう示唆がいくつもある。同時に、ストレスやブルーライトへの敏感さは、人によって違う。ストレスがあったり寝る直前まで画面ばかり観ていたりしても、即座に眠りに落ちる人もいる。一方で、ほんの少しでもストレスになるようなことをすると――就寝の1時間前にスマホが目に入っただけでも――眠れなくなる人もいる。睡眠に問題を抱えているなら、ストレスになるようなことをしたり、夜遅くに画面を見たりするのは避けた方がいい。

世界的に有名な病院が、スマホが脳のメラトニン合成に与える影響を徹底的に調べたことがあった。その病院はこう忠告する。どうしても寝室にスマホを持ち込みたいなら、寝る前には画面を暗くして、目から最低36センチは離して見る。そうすれば、メラトニン合成はそれほど妨げられない。

ただ、私は精神科医だが、今までにない数の若者が睡眠導入剤を求めてやってくる。私は、原則としてすぐには薬を処方しない。その代わり、スマホを寝室以外の場所に置くよう勧める。加えて、週に3回は身体をしっかり動かすようにアドバイスする。運動すれば早く眠れるようになるし、睡眠の質もよくなる。こうしたことを試さずに睡眠薬を導入すべきではないと考えている。

第6章　SNS——現代最強の「インフルエンサー」

比較は喜びを奪う。

——セオドア・ルーズベルト（米国元大統領）

仕事で泊まりがけの研修に行くとしよう。自由時間に、あなたは同僚たちとどんなことを話すだろうか。自社製品、ライバル会社のこと、それとも次の四半期報告のことだろうか。もちろん違う。お互いのことを話すだろう。なぜなら、私たちの会話の８割から9割は、自分の話か他人の噂だ。私たちはゴシップが大好きなのだ！　**ゴシップ**という言葉はネガティブに響くが、不当に悪い評判を立てられている気もする。ゴシップが人間を生き延びさせてきたのだから。先述の通り、人類は50～１５０人程度の集団で暮らしてきて、当然ながら集団の中にはより親しい人もそうでない人もいた。たとえ全員と親しくなくても、それ以外の人にも目を向けておく必要がある。噂話はそのための手段だった。

人間の脳は悪い噂が大好き

他の人が何をしているのか、互いにどんな関係にあるのか。これを知っておくと有利だったため、人間にはそういう情報を得たいという強い欲求がある。高カロリーな食べ物を食べると脳が満足感というごほうびを与えてくれ、エネルギーたっぷりのものを食べることで餓死するのを防いできた。それと同じように、他人の情報を知ったり広めたりする――つまり噂話をすると、満足感を感じるように脳のメカニズムが進化してきたのだ。私たちが生き延びるのを助けたのは、食べ物とゴシップだった。

噂話というのは誰かについての情報を得るだけでなく、反社会的な振舞いや誰かがちゃっかりタダ乗りをするのを抑止する効果もある。誰だって「勘定書きがテーブルに来るときには、いつもトイレに逃げているやつ」だとは思われたくない。そう考えると、噂話好きな人は健全な集団を作ることに貢献しているとも考えられる。

おもしろいことに、私たちはとりわけ「悪い」噂が好きらしい。上司が泊まりがけの研修で酔っ払って恥をかいたという話は、上司が秀逸なプレゼンをしたという話よりも興味をそそる。実際に、悪い噂は絆を強める。２人の人間が第三者のことを話すとき、内容が悪いことであれば、双方に強い仲間意識が芽生えることが判明している。つまり、上司のプレゼンがよかったという話より上司が恥をかいた話をする方が、あなたは同僚により親しみを感じるというわけだ。

だがなぜ、脳は悪い噂を偏愛するのか？　おそらくそれは、悪い情報が特に重要だったからだ。誰が信用でき、誰と距離を取った方がよいのかを把握することができる。同じ理由で、私たちは争い事に強い関心を持つ。敵がいる人にとって、他にもその敵を嫌っている人がいるというのは貴重な情報だ。同盟を組めるかもしれないのだから。

人口の1～2割が他の人間に殺されていた世界では、誰が誰に恨みを抱いているか、誰に気をつけた方がいいかといった情報は、食べ物がどこにあるかと同じくらい重要だったのだ。争いは特に関心の的になるから、今でもテレビの選挙討論番組は100万人の視聴者を惹きつける。だが、各政治家が掲げる目標といった事務的な情報になると、多くの人がチャンネルを変える。

それでは、いい噂は脳から見ると無意味なのか？　そういうわけではまったくない。いい噂話は内省とインスピレーションによって私たちを向上させてくれる。上司のプレゼンの話を聞くことで、自分も優れたプレゼンをしたいというモチベーションが生まれるからだ。恥をかいた話のほうが、もっとおもしろいとはいえ。

ゆりかごから墓場までの社交性

噂話を通じて互いに目を配るのは敵から身を守るためだけではない。他の動物と違い、人間は本質的に社交性がある。お互いに協力して生き延びてこられたのはそのおかげだ。多くの研究により、社交的な人のほうが長く健康に生きられるのもわかっている。逆に孤独だと、病気になり早死にする危険性がある。驚愕の研究結果というわけでもないだろう。

社交への欲求は生まれたときから見られる。例えば、新生児はただの線よりも顔を思わせる形に焦点を合わせる。子供も大人も脳の側頭葉に特定の顔の部分に焦点を合わせる細胞が存在するのだ。このような細胞が複雑なネットワークの中で協業し、会った人の顔を瞬時に解析する。ただし今の時代、噂話をし、コミュニケーションを取り、互いの情報を得るという社交への強い欲求は、スマホやパソコンの中に移動している。この欲求が史上最高の成功を収めた企業の基礎になっているのだ。つまり、フェイスブックと呼ばれる企業の。

人生の数年がフェイスブックに吸い取られる

２００４年２月、当時19歳のマーク・ザッカーバーグは、インターネットを使った

一生のうちに何人と知り合えるのか

オックスフォード大学の進化心理学者ロビン・ダンバーは、人間はおよそ１５０人と関係を築けると考えている。それよりもかなり多くの顔を認識し、名前を覚えることもできるが、他の人のことをどう思っているかまで把握できるほど近い関係ともなれば、そのくらいの数字に限定される。この数は**ダンバー数**と呼ばれている。

おもしろいことに、狩猟採集民だった祖先たちは最大１５０人までの集団で暮らしていたようだ。原始的な農業社会でも、平均的な村の人口は１５０人だったと考えられている。ダンバー自身はこう述べている。脳の外の「皮」の部分である高次な大脳皮質が人間と動物を分けている。大脳皮質が大きければ大きいほど、その種が暮らす集団は大きくなるのだ、と。

社交ネットワーク「ザ・フェイスブック」を、ハーバード大学のクラスメートのために立ち上げた。間もなく大勢の学生が参加するようになり、別の大学の学生たち、さらには一般にまで開かれるようになった。世間の関心は尽きることがなく、14年後、名前から「ザ」を外したフェイスブックの総ユーザー数は20億人を超えている。

地球上の人間の約3人に1人がフェイスブック上にいる。全大陸のほぼすべての国のあらゆる世代が、みんなフェイスブックを使っているのだ。そして私たちはフェイスブックをよく使う。平均すると、写真を眺めたり、更新された情報を読んでシェアしたり、デジタルな親指を集めたりすることに1日30分以上もかけている。同じだけの時間を今後も費やすなら、現在の20歳が80歳になる頃には、人生の5年間をSNSに費やす計算になり、そのうちの3年近くがフェイスブックに充てられる。

20億人もの人が毎日半時間以上使う製品――これまでにそんな成功を収めた企業はない。マーク・ザッカーバーグは、「自分の周囲の人のことを知っておきたい」という人間の欲求をネットワーク化することに成功した。しかし、成功の秘訣はそれだけでは終わらない。常に周囲のことを知っておきたいという以外に、もうひとつフェイスブックを成功に導いたことがある。人間に根差す「自分のことを話したい」という欲求だ。

私たちは自分のことを話したい

自分のことを話しているとき、脳の中では何が起きているのだろうか。ある研究グループがそれに答えるべく、被験者を集め、自分のことを話しているときの脳の状態を調べた。スキーについてどう思うかと訊かれ、被験者は例えば「スキーは最高だよ」と言う。それから、他の人がスキーについてどう思っているかも言わされる。

自分のことを話しているときのほうが、他人の話をしているときに比べて、被験者の脳の複数箇所で活動が活発になっていた。特に前頭葉の一部、目の奥に位置する**内側前頭前皮質**（medial prefrontal cortex）で。ここは主観的な経験にとって大事な領域なので、驚くことではない。しかし、もうひとつ別の箇所でも活動が活発になっていた。俗に報酬中枢と呼ばれる**側坐核**（nucleus accumbens）だ。セックス、食事、人との交流に反応する領域が、私たちが大好きな話題――つまり自分自身のことを話しているときにも活性化するのだ。

つまり人間は先天的に、自分のことを話すと報酬をもらえるようになっている。なぜだろうか。それは、周りの人との絆を強め、他者と協力して何かをする可能性を高めるためだ。しかも、周りが自分の振舞いをどう思っているかを知るための良い機会にもなる。自分の発言に対する他者の反応を見れば、自分の行動を改善することができる。この先天的な報酬のせいで、発話として私たちの口から出てくる言葉の半分近くが、主観的な経験に基づいた内容になる。

人類の進化の期間のほとんど、聴衆は1人〜数人程度だった。現在はSNSのおかげで、思いもよらない可能性を与えられた。数百人から数千人に自分のことを語れるのだ。ただ、たいていの人は自分のことを話すのに夢中だとは言っても、どれくらい夢中かということになると、当然個人差がある。先ほどの、自分と他人のことを話す実験では、被験者の脳では報酬中枢の活動が確かに全員活発になっていたが、その程度には違いがあった。興味深いことに、いちばん活発になったのはフェイスブックをよく使っている人たちだった。自分のことを話して賞賛され、報酬中枢が活性化するほど、SNSでも積極的になるのだ。

SNSを使うほど孤独に

ボタンひとつで20億人のユーザーと繋がるSNSは、人と連絡を取り合うのに非常に便利な道具だ。でも私たちは本当に、フェイスブックなどのSNSによって社交的になったのだろうか。そういうわけでもないらしい。2000人近くのアメリカ人を調査したところ、SNSを熱心に利用している人たちのほうが孤独を感じていることがわかった。この人たちが実際に孤独かどうかは別問題だ。おわかりだろうが、孤独というのは、友達やチャット、着信の数で数値化できるものではない。体感するものだ。そしてまさに、彼らは孤独を体感しているようなのだ。

私たちは人と会うと、それがインターネット上にしても現実（リアル）にしても、気持ちに影響が出る。5000人以上を対象にした実験では、身体の健康状態から人生の質、精神状態、時間の使い方まで様々な質問に答えてもらった。そこにはフェイスブックをどれくらい使うかという質問も含まれていた。その結果、本当の人間関係に時間を使うほど、つまり「現実（リアル）に」人と会う人ほど幸福感が増していた。一方で、フェイスブックに時間を使うほど幸福感が減っていた。「私たちはSNSによって、自分は社交的だ、意義深い社交をしていると思いがちだ。しかしそれは現実の社交の代わりにはならない」研究者たちはそう結論づけている。

だがなぜ孤独になり落ち込むのだろうか。パソコンの前に座っているせいで、友人に会う時間がなくなるからだろうか。別の可能性としては、皆がどれほど幸せかという情報を大量に浴びせかけられて、自分は損をしている、孤独な人間だと感じてしまうことだ。ＳＮＳが幸福感に与える影響を分析するとき、ヒエラルキーの中でのその人の位置は重要な要因だ。その仕組みを理解するために、また別の脳の伝達物質について見ていこう。ドーパミンのように私たちの気分に影響を与える伝達物質、**セロトニン**だ。

セロトニンはこれまで、心の平安、バランス、精神力に関わるとされてきた。気分に影響するだけでなく、集団の中での地位にも影響するようだ。サバンナザルの群れを複数調査したところ、群れのボスはセロトニン量が多く、支配的でない個体と比べるとおよそ2倍もあった。ボスが自分の社会的地位の高さを認識していることの表れだろう。つまりボスザルは自分に強い自信があるのだ。

セロトニンは人間にも同じような影響を与えているようだ。米国の学生寮に住む大学生を調査したところ、長く寮に住むリーダー的存在の学生は、新顔の学生に比べてセロトニンの量が多かった。ちょっとしたジョークで、教授と研究助手らのセロトニン量も測定してみた（脳を測定するのは難しいので、血中量を測定）。その結果は？　もちろん、教授のセロトニン量がいちばん多かった。

手薄になる自己検閲

フェイスブックに投稿してしまって、つい多くを語りすぎたと後悔した経験はないだろうか。それはあなただけではない。私たちはSNSを通じて、より多くの人とコミュニケーションを取るだけでなく、より多く自分のことを話している。相手の姿が見えないからだ。複数の研究によって明らかになったのは、対面で話すにはプライベート過ぎると思うようなことまでネット上ではいとも簡単にシェアしてしまう。おそらくこういうことだろう。誰かが目の前にいると、私たちは自分の行動を制限できる。相手の表情や身振りが目に入るからだ。「あれ、なんだか信用していないような表情だな。これ以上言うのはやめておこう」というように。ところがフィードバックをもらえないと自己検閲は機能しない。そのため、実生活では3人にも言えないようなプライベートなことをフェイスブック上ではやすやすと300人に語れてしまうのだ。

社会的地位は精神の健康のために重要

お山の大将が誰なのかは、サルであっても人間であってもあっという間に変わってしまう。何らかの理由でボスの地位を別のサルに奪われると、ボスだったサルのセロトニン量は凄まじく減り、新しいボスのほうは増えていた。ボスが不在になったあとの権力争いを、セロトニンで操作できることまでわかった。無作為に選ばれた1匹にセロトニン量を増やす抗うつ剤を与えると、そのサルが突然指揮を執り出し、新しいボスになったのだ。攻撃的になったわけではなく、むしろ攻撃性は減ったくらいだった。身体を使って脅すのではなく、他のサルと同盟を結ぶことで自らの地位を強固なものにしたのだ。

今日では、セロトニンはサルが自分の社会的地位をどう理解するかに影響すると考えられている。同じことが私たち人間についても言えるようだ。セロトニン量のいちばん多いサルがボスになるだけでなく、自分がボスであることや社会的に高い地位にいることを理解して、セロトニン量が増えるのだ。

こんな意地悪な実験もあった。ボスと他のサルの間にガラス壁を設置し、ボスからは他のサルが見えるが、他のサルにはボスが見えないようにした。ボスがジェスチャーで他のサルに命令をしても、他のサルたちは気にも留めない。その結果ボスは苛立ち、自分には支配力がなくなったのかと不安になり、セロトニン量が減った。ボスたる者、そのことを周囲にもわかっておいてほしいのだ。

興味深いことに、ボスの地位を失ったサルはセロトニン量が減ったばかりでなく、行動も変化した。疲れ切ったように茫然とし、うつ状態になった。これはセロトニンの減少と同時に起きたことだ。これが何に因るものなのかは正確にはわかっていないが、考えられる説明はこうだ。セロトニンが減少すると内向的になるが、これはボスの地位を退いたサルが新しいボスの脅威にならないようにする自然の摂理なのかもしれない。社会的に地位の下がったオスは身を引き、姿を隠す。体力が回復したら戻ってこられるように。自然がそうしたメカニズムを作り上げたのだ。

言い換えれば、ストレスの原則と同じようなものだ。長期間強いストレスを受けた脳は、その人の気持ちを落ち込ませる。危険がいっぱいだと解釈した世界から逃げるためだ。自分のいた地位から突き落とされると、脳はそこから逃げ出して地位を奪った相手の脅威にならないようにする。脳は感情を介して私たちをそんなふうに支配するのだ。その結果、精神状態が悪くなり他人と距離を取ることになる。

現実に、精神科医の私が治療してきた何千人ものうつ症状の人にまさしくこのパターンが見られる。これまでの経験から、うつには主に2種類あると気づいた。職場や人間関係など、長期のストレスに起因するもの。それから、社会的な地位を失ったことに起因するもの。クビになったりパートナーに捨てられたりした場合だ。

デジタルな嫉妬

人間と同じで、サバンナザルにもはっきりした上下関係がある。サバンナザルでも人間でも、ヒエラルキーの中で自分の居場所を確立することは必須だ。その居場所が私たちの気分に大きな影響を及ぼす。セロトニンがヒエラルキーにおける位置と幸福感をつなぐ生物学的な橋になるからだ。上の地位から降りることで精神的にやられるのはわかる。だが少し立ち止まって、それがどういう意味を持つのか考えてほしい。他人と競争して負ける、特に地位が下がると、人は不安になり心の健康を損なう。なのに、現代の私たちは競争ばかりしている。スポーツで競う。数学のテスト結果で競う。フェイスブックやインスタグラムを通じても競い合っている。バカンスにいちばん珍しい場所へ旅行した人は誰？　いちばん友達が多いのは？　バスルームにいちばん高いタイルを貼ったのは？　どの「部門」でも、勝つのはいつも自分以外の誰かだ。

だが、人間は今までもずっと競い合ってきたのでは？　もちろんそうだ。しかし、今の競技場はほんの20～30年前と比べてもまったく別の物になっている。私が子供の頃は、自分を比べる相手はクラスメートくらいだった。憧れの存在といえば、手の届かない怪しげなロックスターくらいで。今の子供や若者は、クラスメートがアップする写真に連続砲撃を受けるだけではない。インスタグラマーが完璧に修正してアップした画像も見せられる。そのせいで、「よい人生とはこうあるべきだ」という基準が手の届かない位置に設定されてしまい、その結果、自分は最下層にいると感じる。

私が育った80年代よりもっと前に時間を巻き戻すと、比較対象はさらに変わる。人間の祖先も部族内で競い合ってはいたが、ライバルはせいぜい20～30人程度だった。それ以外の人は歳を取り過ぎているか若過ぎた。一方で、現在の私たちは何百万人もの相手と張り合っている。何をしても、自分より上手だったり、賢かったり、かっこよかったり、リッチだったり、より成功していたりする人がいる。ヒエラルキーにおける地位が精神状態に影響するなら、この接続（コネクト）された新しい世界——あらゆる次元で常にお互いを比べ合っている世界が、私たちの精神に影響を及ぼすのはおかしなことではない。

ＳＮＳを通じて常に周りと比較することが、自信を無くさせているのではないか。まさにそうなのだ。フェイスブックとツイッターのユーザーの3分の2が「自分なんかダメだ」と感じている。何をやってもダメだ——だって、自分より賢い人や成功している人がいるという情報を常に差し出されるのだから。特に、見かけは。

10代を含む若者1500人を対象にした調査では、7割が「インスタグラムのせいで自分の容姿に対するイメージが悪くなった」と感じている。20代が対象の別の調査では、半数近くが「SNSのせいで自分は魅力的ではないと感じるようになった」と答えている。同じことが10代にも当てはまる。あるアンケートでは、12～16歳の回答者の半数近くが「SNSを利用したあと、自分の容姿に不満を感じる」という。男子に比べ、女子の方がさらに自信が揺らぐようだ。

フェイスブックが人生の満足度を下げる

SNSから受ける影響を調べようとすると、**「どちらが先か」**という問題にぶつかる。つまり、ニワトリが先なのか、卵が先なのか。SNSを熱心に使う人は気分が沈みがちだとして、その原因がSNSにあるのかどうか、どうすればわかるのだろう。悲しい気分の人たちがフェイスブックやインスタグラムに引き寄せられている可能性もあるのだ。

研究者が因果律と呼ぶ問題だ。ある調査では、平均年齢約20歳の若者たちに「今どんな気分？」「今、人生にどのくらい満足している？」「前回からどのくらいフェイスブックを使った？」といった簡単な質問に答えてもらい、この因果律を解こうとした。

質問は1日に5回繰り返され、参加者はスマホを使って回答した。それにより、その瞬間の気分やここ数時間でどれくらいフェイスブックを使ったかが明らかになった。そ

何にいちばん嫉妬する？

フェイスブックを使っているときの気分を６００人に尋ねたところ、大多数がポジティブだと答えた。しかし３分の１は、ネガティブな気持ちになったことがあるという。何よりも、嫉妬を感じてしまう。私たちは何に嫉妬するのだろう。新しい車や改装したてのマンション？　どちらでもない。嫉妬を感じるのは他人の体験だ。珍しい場所でのバカンス写真は、高価なソファや高速のスポーツカーよりも嫉妬を起こさせる。そして体験は、私たちが普段いちばんシェアしているものだ。

の結果は？　フェイスブックを使った人ほど、人生に満足できていなかった。珍しいバカンスや高級グルメの写真に集中砲撃されると、短時間でも人生への満足度が下がる可能性があるのだ。この結果は、立証とまでは言えなくても示唆にはなる。論文の著者たちはこのように結論づけている。「フェイスブックは表面的には、人間のソーシャルコンタクトへの本質的な欲求を満たしてくれる貴重な場である。しかし、心の健康を増進するどころか悪化させることを調査結果が示唆している」

イェール大学の研究者は、５０００人を超える人々の心の健康を2年にわたって調査し、同じ現象に行き当たった。ある期間にSNSに費やした時間が長かった人ほど、その後の数カ月間、人生に対する満足度が下がっていたのだ。

SNSは様々な方向から私たちに影響を与える

フェイスブックを頻繁にやっているが、それでも問題なく元気で、引きこもったり落ち込んだり、嫉妬を感じたりもしていない。そんな人をあなたはきっと何人も知っているはずだ。ＳＮＳに時間を費やすからといって、全員の精神状態が悪くなるわけではない。いくつもの研究が、ＳＮＳのせいで心の健康が損なわれる危険性を示しているが、

ＳＮＳのおかげで元気になるという結果が出た研究もある。フェイスブック上の友達が多い人は皆に支えてもらっている、人生の満足感も増したと感じている。さらには自信もついた。いったいどちらを信じればいいのだろう。

ひとつの方法としては、研究を個別に見るのではなく、複数の結果をまとめてみることだ。70件近くの研究をまとめると、ＳＮＳは精神面に悪い影響を及ぼすが、平均すると影響は小さいということがわかった。しかし、あくまで平均の話だ。ＳＮＳを頻繁に利用することで精神状態が悪化するリスクのある人もいる。神経質で、心配性で、常に不安を抱えている人たちだ。それほどではない人よりも、強く影響を受ける。

なお、精神状態が**「悪くなるような使い方」**もある。他人の写真を見るだけで、自分は写真をアップしないし議論にも参加しない消極的なユーザーは、積極的なユーザーよりも精神状態が悪くなりやすいようだ。積極的なユーザーは画像をアップするだけでなく、個々のユーザーとコミュニケーションを取っている。それが当たり前だと思うかもしれないが、実はフェイスブック上のアクティビティで積極的なコミュニケーションはわずか9%だ。たいていは、尽きることのない潮流のような投稿や画像を次から次へと見ているだけなのだ。ほとんどのユーザーは、ソーシャルメディアを社交（ソーシャル）に利用するのではなく、皆が何をしているかをチェックしたり、個人ブランドを構築するためのプラットフォームとして使っている。

それ以外の場所で他の人からしっかり支えられている人は、SNSを社交生活をさらに引き立てる手段、友人や知人と連絡を保つための手段として利用している。そうした人たちの多くは、良い影響を受ける。対して、社交生活の代わりにSNSを利用する人たちは、精神状態を悪くする。ある研究では、最初から精神状態が悪く自信もあまりなかった人は、SNSを使い過ぎることでもっと精神状態が悪くなったり、自信を失ったりする危険性があることがわかった。

SNSが女子に自信を失わせる

そんなわけで、自己評価が低く自信がない人は、SNSのせいで精神状態が悪くなるリスクを抱えている。自分を他人と比較しがちだからだ。基本的には誰だって周りと比べて自信が持てなくなったり不安になったりはする。人生にはそんな時期がある。そう、思春期だ。現在のティーンはSNSに取り憑かれていると言っても過言ではない。12〜16歳の若者4000人を対象にしたアンケート調査では、7人に1人（14％）が1日に最低６時間をＳＮＳに費やしていた。起きている時間の実に３分の１以上だ。

１万人近い10歳児に5年間、精神状態、友達や自分の見た目、学校や家族に満足しているかという質問をしたところ、年を経るごとに、全体的な満足感が下がっていった。おかしなことではない。基本的にその年頃は、幼い頃よりも人生がつまらなくなっていくものだ。脳のドーパミンのシステムがその頃に変化するのも一因かもしれない。ここで興味深いのは、特にＳＮＳをよく使う子のほうが満足感が低いことだ。ただ、その傾向は女子にだけ見られ、基本的には女子のほうがＳＮＳを利用している。研究者たちの推測はこうだ。「ＳＮＳというのは常に繋がっていなければならないものだ……彼女たちは常に〝完璧な容姿〟や〝完璧な人生〟の写真を見せられ、自分と他人を比較するのをやめられなくなる」

ＳＮＳが、一部のティーンエイジャーや大人の気分を落ち込ませ、孤独を感じさせ、さらには自信まで失わせているという兆候が大いにある。特に、女子がひどく影響を受ける。しかも、その影響はもっと広範囲に及ぶのかもしれない。

他人は自己を映す鏡

30年ほど前、イタリアの研究グループが動作によって脳で何が起きるのかを調べるため、サルの群れを観察したことがあった。サルが餌に手を伸ばすと、**運動前野**の細胞に活性化が認められた。身体運動を計画する脳の領域だ。特筆すべきなのは、他のサルが餌に手を伸ばすのを見ても同じ細胞が活性化したことだ。この細胞はサルだけでなく人間にも備わっていて**ミラーニューロン**と呼ばれる。

ミラーニューロンは他者を模倣することで学習する脳の神経細胞だ。新生児に舌を出して見せると真似をするのは、このミラーニューロンのおかげだと考えられている。ミラーニューロンは動作を習得するときだけに活躍するのではなく、脳の複数の領域に存在する。そのひとつが**体性感覚野**で、**「他人がどう感じているか」**を理解する領域だ。ドアに指を挟んだ人の写真を見ると、あなたの脳でも指を挟んだ人の脳と同じような活動が起こる。痛みまでは感じなくても、同じように嫌な気持ちになる。

ミラーニューロンはその人の体性感覚野を刺激することによって、他者の痛みを理解できるようにする。この領域を刺激するのは痛みだけではない。他人の喜びや悲しみ、恐怖もだ。つまり、自分の身体と心の間、そして自分と他者との間にも橋を架けるようなものだ。他人を理解したいという生来の衝動は**心の理論**（theory of mind）と呼ばれる。他人の頭の中を理解しようとするとき、ミラーニューロンが重要な役割を果たすが、脳がどう働くのかははっきりとはわかっていない。ただ、判断を下すときに脳が大量の情報を集めることはわかっている。相手の発言だけではなく、目の動きや表情、仕草、態度、声の調子、さらにはその人に対する他の人たちの反応などが判断基準になる。脳はたいていの場合、これらの情報を無意識に処理し、相手の考えや感じていること、意図していることを体験理解という形で納品する。

心の理論は、誰かに会ったり、その人を見ただけでも作動する。あなたの脳は絶え間なく他人の気持ちをシミュレーションしようとしているのだ。それはなぜだろうか。おそらく、相手の行動を予測し、対応策を考えるためだ。すでに書いた通り、脳は終始**「今、どうすべきか」**という問いに答えようとしているのだから。

他人の考えや気持ちを理解しようとする衝動は、おそらく生来のものだ。ミラーニューロンは生まれたときから存在するからだ。しかし、他人の頭の中を理解すること自体は、生まれつきプロというわけにはいかない。それには鍛錬が必要で、トレーニングは早期に始まる。脳の最も発達した部分である**前頭葉**が成熟する幼児期や10代に。どんなトレーニングかというと、親兄弟や友達と対面でやりとりすることで、ゆっくりと経験の貯蔵庫を満たしていくのだ。そうやって他人の心境や考えや意図をうまく認識できるようになる。

脳のミラーニューロンを最大限に機能させるためには、他人と実際に会う必要がある。演劇や映画を観ているときのミラーニューロンの活動を計測すると、「IRL（現実の世界〈イン・リアル・ライフ〉）」で人と会うときほどミラーニューロンが活性化されることはなかった。人と会うのの次に活性化するのは演劇鑑賞だった。映画鑑賞に同じ効果はなく、ミラーニューロンは活性化されるものの、目の前で何かが起きているときほどの強さではない。映画のスクリーンやパソコンのモニターで何かを見ても、他人の考えや気持ちを本能的に理解する生物学的メカニズムに同じだけの影響はないというわけだ。

では、SNSが私たちの共感力を殺すのか？

他人の考えや気持ちを理解すること——つまり共感することは、人間の重要な特質の基盤だ。そこには他人の苦しみを体感することも含まれる。その苦しみが「抽象的」なほど、脳にとっては複雑な作業になる。普通なら、肉体的な苦痛を理解するのは難しくない。誰かが脚を骨折した写真を見ると、痛みを認識する脳の領域がすぐに活性化する。まるで自分がその痛みを経験しているかのようだ。しかし、誰かが精神的に苦しんでいるとき、脳は理解に時間がかかる。うつに苦しんでいる人や離婚で悲しんでいる人の状況に身を置くのは、骨折した脚が痛いという状況よりも脳にとって複雑なのだ。

心の理論の能力は、他人の表情や行動、仕草を繰り返し観察することで得られる。デジタル社会では人と人との接触をチャットやツイートや画像に置き換えてしまったが、そこでは何が起きているのだろうか。独りで閉じこもり、顔の見えないコミュニケーションばかりになり、1日に3～4時間スマホなどの画面を見つめて過ごしていると、何が起きるのだろうか。お互いを理解することが下手になりはしないか？　精神的な辛さに共感するために、脳はひときわ頑張らなければいけない。それなら、今のデジタルライフは、**心の理論**がまだ未完成の10代の若者たちの共感力を弱めてしまうのだろうか。

何人もの研究者や知識人がその点を警告している。心理学者のジーン・トゥウェンギーやキース・キャンベルは若者の行動を調査し、**「ナルシズムという伝染病」**がいかにしてSNSの誕生と共に広がったのか、なぜ自分のことばかり気になり、他の人のことはどうでもよくなったのかを論じている。

ただの憶測に聞こえるかもしれない。ＳＮＳによって世界中の人の目にさらされ、視野が広がり、自分以外の人の生活を知ることができるのだから、デジタル社会の今、もっと共感力が強くなってもいいはずでは？　もちろん、そういうことも当然あり得る。だが70件以上の研究をまとめてみると、トゥウェンギー＆キャンベルと同じ結論が示される。１万４０００人に及ぶ大学生を調査したところ、80年代から共感力が下がっていた。特に２種類の能力が悪化している。**共感的配慮**という、辛い状況の人に共感できる能力。それに**対人関係における感受性**だ。これは別の人間の価値観にのっとり、その人の視点で世の中を見る能力だ。同じ傾向が大学生だけでなく、小学校高学年や中学生にも見られた。私たちは80年代末よりもナルシストになっているようだ。

この増加傾向は、スマホとＳＮＳの組み合わせが原因なのだろうか。そのせいでティーンエイジャーが自己中心的になり、ステータスや外見に取り憑かれたようになっているのか？　そのせいで、ほっといてくれ、他人なんかどうでもいい、となったのだろうか。事故に出くわしたら、救助よりも撮影するために――フェイスブックで「いいね」の数を稼ぐために――スマホを取り出す人がいるのはそのせいだろうか。これらの問いの答えはまだ解明されていない。デジタルライフが共感力を鈍らせ、**心の理論**能力を弱めていると100%断言することはできない。だが、まさにそうだと示す兆候がいくつもあり、心配になる。

あなたの注目を支配しているのは誰?

今着ている服をなぜ買ったのか、本当のところを考えてみてほしい。素敵だったから?　それとも値段がお手頃だった?　そもそもあなたはどこかでその服の情報を仕入れたはずだし、他の所有物についても同じことが言える。誰かがあなたにスマホや家具、テレビやパソコンが売られていることを教え、説得して買わせたのだ。

試算によれば、世界の広告業界は毎年5兆クローナ［訳註：日本円換算で約60兆円］規模で、それが新聞、テレビ、街頭広告から猛烈なスピードでスマホの中に引っ越してきた。私たちの脳のメカニズムを考えると、ちっとも驚く展開ではない。これまで見てきたように、何かに注目するという行為は、長期記憶を作る第1段階だ。営利目的のメッセージを理解させるには、そこが重要な基盤になる。欲しいものがあれば、覚えておかなくてはいけないのだから。それに、社会的な情報は生き延びるために重要だから記憶に残る。それはすでに述べた通りだ。

今はそういったことがすべて、デジタル上のマーケティングに利用されている。脳に日々何百というドーパミン増加を与えてくれる小さな機械。あなたの注目がそれに引き付けられるのを、マーケティング担当者は知っている。喉から手が出るほど周りの人の情報を欲しがっていて、脳が新しい情報を取り込む準備は万端だというのも知っている。それに、これから送ろうとするメッセージを、あなたの脳が知ってか知らずかポジティブに捉える――それもわかっての上だ。あなたのSNSに流れる情報の洪水の只中に巧妙に広告を出すことで、目的が達成されるのだ。

営利目的のメッセージを私たちの脳に伝えるスマホの才能は他に類を見ない。私たちの注目を引きつけるだけでなく、いちばん効果的にメッセージが伝わる形でこっそりと届ける。フェイスブックやインスタグラムのタイムラインに実に巧妙に配置されていて、友達の投稿と見分けがつかないような広告を目にしたことがあるだろう。あなたのために特別に誂えた位置に配置されるのだ。あなたの心にいちばん響きやすい状態で目に入るように。フェイスブックでちょうどサッカーの試合の画像を見た人は、スポーツイベントの広告のターゲットにうってつけだ。誰かの休暇の写真に「いいね」をつけた人は、飛行機のチケット予約に興味があるかもしれない。

気を散らす要素の多いこの世界で、あなたの注目には黄金の価値があり、マーケティング担当者にしてみれば、あなたのスマホよりもいい媒体は思いつかない。そしてスマホの中でも、ＳＮＳほどメッセージを伝えるために効果的な方法はない。学生寮のプロジェクトから始まったフェイスブックが15年で全世界の広告マーケットを掌握した理由はこれだ。あなたの注目を引く戦いに勝利し、宝箱の蓋は開きっぱなしの状態。２０１９年のフェイスブックの時価総額は、スウェーデン国内総生産の５分の４に相当する額だ。同社の中間報告に合わせて、投資家たちはユーザーがフェイスブックにどのくらいの時間を費やしているのかを精査する。１分ごとに黄金の価値があり、新たな広告スペースが売れる可能性を運んでくるのだから。フェイスブック社は、ユーザーがなるべく長く滞留するよう全力を尽くす理由があるのだ。

デジタル軍拡競争

自動車メーカーは、常に車の性能を向上させ、安全で環境に優しく、そして値段も抑える努力をしなければならない。その流れについていけないメーカーは、遅かれ早かれ経営危機に陥る。一方、フェイスブック他のＳＮＳにとっての最大の財産は、あなたの注目だ。だからそれをうまく引きつけるような製品を作らなくてはならない。でないとそのうち潰れてしまうのは目に見えている。つまりあなたの注目は手堅い通貨（ハードカレンシー）のようなもので、デジタル軍拡競争は日々激しさを増している。アプリやスマホ、ゲームやSNSの作り手はメカニズムにさらに磨きをかけ、数々の雑音を潜り抜けてあなたの頭の中に入ってこようとする。私たちの注目を勝ち取るべく、脳のドーパミンのシステムをハッキングするのがますます上手になっている。

スマホのアプリを見てほしい。色鮮やかで、アイコンはシンプルではっきりしている。まるでスロットマシーンのように見えるのは偶然ではない。どの色が目を引くのかを行動学者がじっくりと研究した結果だ。「スナチャ」と呼ばれるスナップチャットはスロットマシーンを真似ていて、新しい画像や通知を見たければ、スクリーンを下に引っ張らなくてはいけない。おまけに更新されるのに1秒くらいかかる。まさにスロットマシーンのバーを引くときのように。「チェリーが3つ揃いますように！」それでどうなるかというと、不明確な結果に対する脳の偏愛が作動するのだ。

ツイッターにも独自のテクニックがある。スマホでアプリを立ち上げると、青い画面の中で白い鳥が何度か羽ばたいて、スクリーンを埋め尽くすほど大きくなる。それから突然、ツイートがすべて現れる。これはログインに時間がかかるわけでも、接続状態が悪いせいでもない。待たせることでスリルを増加させているのだ。この遅れは、あなたの脳の報酬システムを最大限に煽るよう入念に計算されている。SNSのプッシュ通知やチャットの着信音がどれも似たような音なのも偶然ではない。友達がチャットを送ってきたと思わせ、社会的な関わりを求める脳の欲求をハッキングしているのだ。実際には、あなたに何かを買わせようとしているのかもしれないのに。

フェイスブック、スナップチャット、ツイッター各社の製品は、あなたが自由にメッセージや画像をシェアし、デジタル承認欲求を満たすプラットフォームそのものではない。「あなたの注目」こそが、彼らの製品なのだ。それを様々な広告主に転売できるよう、メッセージや画像、デジタル承認を使って注目を引く。無料で使えてラッキーと思っていたら、大間違いなのだ。

どんな商品が欲しいのか、決めるのは私たち

「私たちの注目」がそんなにお金になるなら、将来的には、さらに巧妙に注目を引きつけるようなスマホやSNSが生まれるのだろうか。数年後の私たちは、7〜8時間画面

を見つめ、社会的接触をすべてデジタルに置き換えているのだろうか。それとも電話やタブレット、パソコン、アプリを使いつつも、最新のテクノロジーを健全な形で扱えるようになっているのだろうか。その答えは、私たちの中にある。私たちが望めば、人間の脳にうまく調和したスマホやSNSが登場するだろう。心や身体の調子を悪くしないようにiPhoneを買ったりフェイスブックにログインしたりするのをやめれば、アップル社やフェイスブック社は別の製品を開発しようと必死になるはずだ。だが、勝手にそうなると期待するのは甘い。

テクノロジーがどのようにデザインされているかを気にしても無駄だと主張する人々もいる。テクノロジーはテクノロジーなのだから、人間のほうが慣れるしかないのだと。だが、私はそれは間違っていると思う。テクノロジーは、好き嫌いにかかわらず受け入れるしかない天気とは違う。テクノロジーのほうが私たちに対応するべきであって、その逆ではないはずだ。スマホやSNSは、できるだけ人間を依存させるよう巧妙に開発されている。そうではない形に開発されてもよかったわけだし、今からでも遅くはない。もっと違った製品が欲しいと私たちが言えば、手に入るはずなのだ。

スマホに夢中になるあまり、周りで何が起きているのかさえ気づかないような人を街で見かけることがある。「スマホを支配しているのはあの人なのか、それともスマホがあの人を支配しているのか？」そう考えるのは私だけでなく、シリコンバレーの巨人たちも、自社の製品への後悔の念を露わにしている。特にＳＮＳ関係でそれが顕著だ。フェイスブックの元副社長のチャマス・パリハピティヤはあるインタビューで、「ＳＮＳが人々に与えた影響を悔いている」と発言した。「私たちが作り出したのは、短絡的なドーパミンを原動力にした、永遠に続くフィードバックのループだ。それが既存の社会機能を壊してしまった」フェイスブックで初代ＣＥＯを務めたショーン・パーカーも、同社が人間の心の脆弱性を利用したと明言している。彼もまた、こう言わずにはいられなかった。「子供の脳への影響は神のみぞ知る」

「自分たちvsあいつら」の血塗られた歴史

本書の冒頭にも書いたように、人間の祖先は危険な世界に暮らしていた。飢餓や感染症、事故、猛獣に襲われるのが当たり前で、10歳になる前に半数が亡くなった。その中でも最も恐ろしい脅威は、ライオンでも伝染病でも飢餓でもなく、他の人間だった。いや本当に、私たちは同じ人間に対して非常に残忍だったのだ。発見される人骨の驚くほど多くに、頭蓋骨の左側に損傷がある。右利きの人間に頭を殴られたのだろう。

狩猟採集民のうち10～15%が、別の人間に殺されていたと言われている。原始的な農業社会になってからはさらに悪化し、5人に1人だ。おそらく、言い争いの種が増えたのだろう。それらは仲間内での殺人統計だが、異なる部族間となると数字はもっと高くなるはずだ。自分の部族を出て別の**ホモ・サピエンス**を探しに出かけた人は、死に向かっていたようなものだ。この悲惨な数字が現代社会とどう関係あるのか。実は関係がある。これらの数字は人間のもっとも重要な社交的衝動から生まれたのだから。つまり、人間を**「自分たち」**と**「あいつら」**に分類することだ。知らない相手に対する不安、特に、見た目が異なる人に対して不安が湧くのだ。恐怖を作動させる扁桃体は、見覚えのない人に対してすぐに反応する。

7万年前、東アフリカには人類が10～20万人暮らしていた。そのわずか一部、おそらく3000人にも満たない人々がアフリカ大陸を離れた。今なら一軒のショッピングセンターに入れるような人数が、現在アフリカ以外の大陸で暮らす人間の祖先なのだ。私たちの起源がこれほど小さな集団なら、遺伝子的に似ているということになる。そのとおり。人類はほぼすべての他種より同質で、2人の人間を比べてみると遺伝物質の99・

9％が一致する。それでも私たちの見た目はこんなに違うのだ。

実際のところ、見た目の違いは何よりも気候への適応に起因している。肌の色は、例えばどのくらいの量の紫外線にさらされたかによる。色の薄い肌は、ビタミンDを効果的に取り入れるのに長けている。スウェーデンのように太陽光の少ない地域では、ビタミンDを生成するために肌が薄い色に進化した。寒さへの耐性にも遺伝子的な違いがある。アジア系の脂肪のついたまぶたは、祖先がモンゴルで極寒の中に暮らしていた時期の遺産だと考えられている。

世界各地の人間たちの小さな遺伝的差異は極めて**皮相**なもので、暮らしている環境に適応した結果だ。一皮むけば、私たちは驚くほど同じなのだ。ただ、人間に内蔵された「異なるものへの恐怖」は、この見かけの違いを大いに利用してきた。扁桃体は危険を感じると、気をつけないよりは気をつけすぎる方がまし、つまり**「火災報知器の原則」**の信号を送り、知らない人、特に見た目が異なる人に会うと「気をつけろ」と伝えてくる。

他人に対して偏見をもっているかと訊かれたら、私は即座に「ない」と答えるだろう。だが多くの人々と同じく、私も自分が思うより偏見を持っている。脳は相手が目に入ると、まだ認識もしないうちに結論を下す。私は決して、過激な右翼に追随して人種差別をしろと言っているわけではない。しかし人間に内蔵されたこのメカニズムを知っておくことは大事だ。過ぎ去った時代の名残りが、無意識のレベルで私たちに影響を与えかねないからだ。異なるもの、つまり「あいつら」への恐怖は、血に染まった人類の歴史を考えると理にかなっているが、現代社会にはまったくマッチしない。

フェイクニュースが広まるメカニズム

インターネット上では、人を「自分たち」か「あいつら」かに分類しようとする強い衝動が、やはりこれも人間に内蔵された災害や危険への恐怖と同じように明らかな効果を発揮する。今は新聞やテレビよりもフェイスブックでニュースを読んでいる人の方が多いが、そこには決定的な違いがある。新聞やテレビのニュース編集局は、どのニュースを報じるかを選択し、それが面白いかどうかだけでなく、真実かどうかも精査する。一方、フェイスブックのタイムラインに流れてくるニュースは、コンピューターのアルゴリズムが選んだものだ。つまり、拡散される記事に書かれていることが真実かどうか、そこに責任を持つ編集局はフェイスブックには存在しない。私たちが「興味を持つだろう」とアルゴリズムが思ったニュース、つまり友人たちが読み、拡散したニュースが目に入ることになる。内容が正確かどうかはまったく関係ないのだ。

人間の歴史のほぼ全期間、人口の1～2割が他の人間に殺されてきた結果、私たちは紛争や脅威のニュースに格段の関心を持つようになった。それが生死にかかわる情報だからだ。フェイスブックのアルゴリズムはニュースの選定がいい加減で、私たちが読んで拡散するかどうかだけで決まる。ということは、紛争や脅威に関連したニュースがとりわけ速いスピードで拡散される可能性がある。極端に明るいニュースについても同じだ。それが真っ赤な嘘で固められた内容だとしても。

まさしくそうなのだ。ＳＮＳ上で拡散された10万件以上のニュースを調査したところ、フェイクニュースのほうが多く拡散されていただけでなく、拡散速度も速いことがわかった。一方で正確なニュースは、フェイクニュースと同程度に拡散されるまで6倍の時間がかかっていた。その理由は、フェイクニュースのほうがセンセーショナルだからだろう。真実に忠実である必要はないのだ。読まれるからアルゴリズムに優先され、タイムラインのいちばん上に出てくる。しかも人間にはフェイクニュースを拡散する傾向があるから、アルゴリズムのせいだけではない。アルゴリズムがまずそのニュースを私たちにしっかり届け、その後は私たち自身が友人にそれを転送しているのだ。それに、読む人が多ければ多いほど真実に見えてくる。

人類史上最大のニュース発信源フェイスブックは、拡散される内容の信憑性に編集責任を取っていないという批判を受けている。人間に備わった恐怖や争いへの興味を食い物にして、私たちの注目を引きつけている。すべては広告を売るためだ。こんな指摘をする人もいる。SNS上のフェイクニュースは軍事紛争を煽っているし、民主主義を揺るがしている。いやそれどころか、すでに決定的な影響を与えてしまってもいると。

そろそろデジタル・デトックスを

SNSがストレスを与え、嫉妬させ、フェイクニュースを拡散しているわけだから、「フェイスブックする」時間を減らすのはいい考えだ。米国で150人近くの大学生に精神状態についての質問に答えてもらったところ、予想通り結果が二分した。元気な人と軽いうつ状態の人だ。学生たちは無作為に2つのグループに分けられ、片方のグループはSNSを普段通り使い続けた。もう片方はフェイスブック、インスタグラム、スナップチャットを1日最大30分、1サービスにつき10分までと制限した。

3週間後、利用を30分に減らしたグループは精神状態が改善していた。調査開始時にうつ症状のあった人たちは、以前ほど気分の落ち込みや孤独を感じなくなっていた。つまり、ＳＮＳが私たちをうつにする可能性があるのだ。うつの人がＳＮＳをよく使う、というわけではなくて。またこの研究のポイントは、被験者たちがＳＮＳを完全にオフにしたわけではなく、時間を制限しただけで調子が良くなったことだ。悪影響を受けないようにするには時間をどのくらい制限すればいいのか、それは正確にはわからない。研究では無作為に30分と指定されただけだ。

減らすだけでなく、一時的に止めたり、完全に止められるなら、もっとよい効果を得られるだろうと思う。デンマークの実験では、１０００人近くが丸１週間それを試してみている。その結果、人生に満足を感じ、ストレスが減り、自分の周りの人たちと「顔を合わせる」時間が増えたという。この実験は、ＳＮＳから受ける影響は人によって違うということも示した。フェイスブックで嫉妬を感じていた人たちへの影響がとりわけ顕著だった。とはいえ、コメントもせず他人の投稿を読んでいただけの消極的なユーザーにも効果は現れた。この章を読んだ後なら、その結果に驚きはしないだろう。

第7章　バカになっていく子供たち

うちでは、子供たちがデジタル機器を使う時間を制限している。

――スティーブ・ジョブズ（アップル社創業者）

２０１７年10月、ここ20年間のインターネット使用習慣を調べた過去最大の調査『スウェーデン人とインターネット』の結果が発表された。結論は、私たちはスマホに取り憑かれているというものだったが、誰も驚きはしないだろう。それでも、ほぼ全員が息をのんだ点があった。子供の生活にデジタル機器がどれほど大きな影響を及ぼしているかという事実だ。それも、かなり小さな子供まで。乳児、つまり月齢12カ月までの４人に１人がインターネットを使っている。２歳児は半数以上がインターネットを毎日使っているというのだ。

学齢期以上になると、各グラフの線が天井に届いて１００％になる。７歳児のほとんどがインターネットを毎日利用し、11歳は実質全員（98％）が自分のスマホを持っている。ティーンエイジャーは１日に３〜４時間をスマホに費やしている。睡眠、食事、学校や保育園への移動を除けば、残る時間は10〜12時間。この時間の3分の1以上、子供たちはスクリーンを見つめているのだ。

当然ながら、これはスウェーデンだけの現象ではない。英国の調査でも、子供とティーンエイジャーは毎日6時間半、スマホやタブレット端末、もしくはパソコンやテレビを観ている（90年代の半ばは3時間だった）。別の調査によると、米国のティーンエイジャーは毎日9時間をインターネットに費やしている。世界中からこんな統計が報告されてくる。大人の場合、画面ばかり見ていると知能が犠牲を払わされるのはわかっている。では、子供や若者にはどんな悪影響があるのだろうか。それをこれから見ていこう。

子供のスマホ依存

「バカンスは楽しかった？」夏休みに1週間家族でマヨルカ島へ行き、帰ってきたばかりの友人に尋ねた。「うーん……天気はすごくよかったし、ホテルも素敵だった。それでもあまり楽しいバカンスにはならなかった」彼女はそう答え、旅行中は子供と揉めてばかりだったことを話してくれた。何もかも、子供たちがスマホばかり使うせいだ。「食事中くらいスマホやタブレットをしまいなさい」と言うと口論になり、最終的には別の部屋に置いてくるよう強制する羽目になった。それでも子供たちは、ホテルの薄い壁越しに聞こえてくるスマホの振動音ばかり気にしていた。「こんなにケンカしたわりには、結局何も一緒にしなかった。違う部屋に置いていても、子供たちはスマホのことばかり考えていて」彼女はあきらめきった様子でそう言った。

脳にはいくつもの領域とシステムがあり、同時進行で働くこともあるが、衝突してしまうこともある。立食パーティーでポテトチップスのボウルの前に立つと、脳内のあるシステムが「ボウルの中身を全部食べてしまえ」と呼びかける。同時に、別のシステムがブレーキをかける。もうすぐ水着の季節だということを思い出させ、「全部食べたら恥をかくぞ」とも囁く。これらのシステムは同じ速度で発達するわけではない。額の奥にある前頭葉は衝動に歯止めをかけ、報酬を先延ばしすることができるが、成熟するのが一番遅いこともわかっている。25〜30歳になるまで完全には発達しないのだ。つまり、ポテトチップスを全部食べちゃダメだと言ってくれる脳の部分は、10代の頃はまだ割と無口なのである。一方、ポテトチップスを全部食べてしまえと背中を押す部分は、この年代ではちっとも静かにしてはいない。

前章で読んだように、スマホには人間の報酬系を活性化させて注目を引くという、とてつもない力がある。衝動にブレーキをかける脳内の領域は、ポテトチップスを我慢させるだけではない。スマホを手に取りたいという欲求も我慢させてくれる。この領域が子供や若者のうちは未発達であることが、デジタルなテクノロジーをさらに魅惑的なものにしてしまう。結果は見ての通りだ。レストランでスマホばかり眺めている子供。学校でも。バスでも。ソファでも。親にスマホを取り上げられて泣き叫ぶ子供。議論と言い争いが永遠に続くのだ。

アルコールは禁止するのに

前章では、ドーパミンが私たちを様々な行動に駆り立てる仕組みを見てきた。ドーパミンの量というのは、実際には脳内のドーパミンシステムの活動を指す。つまり、どれくらいのドーパミンが放出されたか、脳内細胞の表面に受容体がいくつあるか、その両方だ。

ドーパミンシステムの活動は生きている間に減少していき、10年で約1割減ると言われている。かといって、年を取るほど不幸になるという意味ではない。むしろ逆だろう。ただ、若い時ほどの興奮を感じることはなく、そこまでのリスクを冒すこともなくなる。

ドーパミンがいちばん活発なのはティーンエイジャーの頃で、その量は報酬という形で激しく増えるし、失望するとやはり激しく減る。つまり興奮もその反動も大きく、その時期は生きている実感や多幸感に酔いしれることもある。同時に、途方もない悲嘆に暮れることもある。例えば彼女や彼氏にフラれたりすると。

衝動を制御する能力が完全には成熟していない上に、激しい興奮を感じる時期と重なり、若者は危険を冒すことができる。保険会社が18歳のバイク乗りの保険加入を拒んだり、パラシュートクラブが15歳の生徒を募集したりしないのも、特におかしな話ではない。もうひとつ言えるのは、若者のほうが依存症になるリスクが高いということだ。アルコールを早くに覚えるのを規制しているのは、それが大きな理由だ。ところが、スマホを持たせることに関しては誰も懸念していないようだ。脳の報酬系を活性化する恐ろしい力を秘めているというのに。スマホを使う頻度を各年齢層で調べた複数の調査によれば、大まかに言って若いほどスマホを使う時間が長かった。ティーンエイジャーは大人よりもスマホを使っていて、中でも中学生がいちばん使っている。

幼児には向かないタブレット学習

幼いころの記憶に、自分がリビングのテレビに釘付けになって、『5匹のアリは4頭のゾウより多い』［訳註：1973～75年に放映されたスウェーデンの子供向けテレビ番組。音楽に合わせて数字やアルファベットを紹介する］を観ながら指で数を数えようとしている、というのがある。俳優のマグヌス・ヘーレンスタム、ブラッセ・ブレンストレーム、エヴァ・レメーウスが出演していた番組で、子供教育番組の傑作と言えるだろう。私の世代は、大勢の子供がこれを観て数や文字を覚えた。とびきり面白い番組だったのだ。

『5匹のアリ～』のような番組を観て子供が数字や文字を学び、さらには読解力を身につけられるのは間違いない。だが、教育テレビ番組を活用できるのは、学齢期に近い年齢になってからのようだ。そう思わせる兆候が多くある。2～3歳の幼児への効果はそれほどなく、親などとの直接の交流から学んでいるはずだ。

タブレット端末やスマホのアプリに『5匹のアリ～』と同じ効果がある可能性も大いにある。まだあまり研究の進んでいない分野とはいえ。しかし学習という点では教育番組と同じく、学齢期に近い子供に最も効果があるようだ。タブレット端末を**「学習タブレット」**と呼んで2歳児に持たせ、何かを学んでくれると思うのは希望的観測でしかない。

カロリンスカ医科大学付属病院小児科のヒューゴ・ラーゲルクランツ教授は長年、子供の脳の発達を研究してきた。彼はタブレット端末が発達を助けるというアイデアには批判的で、むしろ小さい子供の場合は発達が遅れる可能性もあるという。テクノロジーがごく幼い子供にも良いとする誤った考えは、子供たちを**小さな大人**として見ている点にあるとラーゲルクランツは指摘する。パズル遊びを例に取ってみよう。大人にとっては、アプリのパズルと本物のパズルにそれほど大きな違いはないだろう。一方、２歳児は本物のパズルをすることで指の運動能力を鍛え、形や材質の感覚を身につける。そういった効果はｉＰａｄでは失われてしまう。

別の例に、書く能力がある。皆がキーボードを使う今、手で書いたり、きれいな字を書く練習をするなんて何の意味もないように思えるかもしれない。だから、教室の窓から文字の練習帳を投げ捨てて、代わりにタブレット端末やパソコンで書くことに集中しよう！　もちろん、すでに書くことのできる大人はそれでいいだろう。しかしまだ書くことを習得していない場合は、ペンを使って練習をすることで文字を覚えていく。就学前の子供を対象にした研究では、手で、つまり紙とペンで書くという運動能力が、文字を読む能力とも深く関わっているのが示されている。

米国の小児科医のグループも、ラーゲルクランツと同じ主張をしている。小児科医の専門誌『Pediatrics（小児科学）』も、普通に遊ぶ代わりにタブレット端末やスマホを長時間使っている子供は、のちのち算数や理論科目を学ぶために必要な運動技能を習得できないと警告している。

ラーゲルクランツらの主張には、米国小児科学会も賛同している。子供、特に1歳半未満の子供は、タブレット端末やスマホ使用を制限すべきだ、と。私に言わせれば「1歳半未満」という年齢設定自体バカバカしい。まともに喋ることはおろか、まだ歩くこともままならない子もいるのに。しかしすぐに考え直した。2歳児の8割が定期的にインターネットを利用しているという現実を考慮すれば、ちっとも無駄な推奨ではない。「子供は遊ばせよう」という記事の中で、米国小児科学会は「衝動をコントロールする能力を発達させ、何かに注目を定めて社会的に機能するためには、遊びが必要だ」と指摘している。問題は、子供たちが遊ばなくなったことだ。「何もかもきっちり予定されていて、〝遊ぶ〟なんて時代遅れ——大人がそう思っている現代に、我々は生きている」

なぜ前頭葉は最後に成熟するのか

脳は後ろから前に向かって成長していく。初めに首の後ろの部分が成熟し、最後に額の奥にある前頭葉だ。なぜ前頭葉――衝動を制御する部分は成長に時間がかかるのだろうか。前頭葉は社会的な協調にも重要で、人間のそれは非常に複雑だ。訓練し、経験を重ねるのに何十年もかかる。そう考えると、長期の訓練が必要な部分が最後に成熟するのもわかる。つまり前頭葉は、遺伝子よりも環境に影響を受けると考えられている。

複雑な社会的協調を理解し参加するために、前頭葉は訓練を必要とする。研究者によっては、その訓練がデジタルライフに脅かされると考えている。実際に会わずにスクリーン上での社交が大半になると、前頭葉が必要としている社会的技能の訓練ができなくなるのではないか、と。多くの人にはさほど問題にはならないかもしれないが、もともと他人の考えや感情、意図を分析するのが苦手な人の場合、訓練不足の影響が出るかもしれない。例えば、自閉症と診断されている人たちなどは。

医師たちには、ストレスフルな親に**遊び**を処方するようにも提案している。親子ともに忙しい時間割に組み入れなさいというわけだ。

報酬を我慢できなくなる

私たちは皆、こんな考えと格闘する。「お皿の上のケーキを全部食べなければ、この夏はスタイルが良いまま過ごせるかもしれない」、「パーティーに行かずに家で勉強していれば、いい仕事に就けるかも」将来もっと大きな**「ごほうび」**をもらうために、すぐにもらえる「ごほうび」を我慢するのは非常に重要な能力だ。実際、それができるかできないかでその子の人生がどうなるかだいたいわかるという。マシュマロをすぐに1個もらうより2個もらうために15分待てる4歳児は基本的に、数十年後に学歴が高くいい仕事に就いている。

つまり、自制心は人生の早い段階で現れ、将来性にも関わってくる――と解釈できる。しかし報酬を先延ばしにできる力は生まれたときからあるわけではなく、生活環境の影響を受けるし訓練で伸ばすこともできる。それでは、デジタルライフは自制心にどのような影響を及ぼすのだろうか。複数の調査でわかっているのは、よくスマホを使う人のほうが衝動的になりやすく、報酬を先延ばしにするのが下手だということだ。だが、それは、衝動的な人がスマホをよく使うだけなのでは？

ここでも、ニワトリと卵のどちらが先かという永遠の問いにぶつかり、その点を明らかにしようとした研究者たちがいる。数年前の実験で、スマホを使っていない被験者数人にスマホを持たせた（今ではスマホを持っていない人を見つけるのは至難の業ではあるが）。知りたいのは、報酬を先延ばしにする能力がスマホを使い始めることで変化するのかどうかだった。そして、まさにその通りになった。3カ月スマホを使用したあと、一連のテストを行い、報酬を先延ばしにするのが前より下手になっているのがわかった。

報酬を先延ばしにできなければ、上達に時間がかかるようなことを学べなくなる。クラシック系の楽器を習う生徒の数が著しく減ったのもひとつの兆候だ。ある音楽教師にその理由を尋ねたところ、こんな答えが返ってきた。「今の子供は即座に手に入るごほうびに慣れているから、すぐに上達できないとやめてしまうんです」

学校でのスマホ——敵か味方か？

2016年に私の著書『一流の頭脳』がスウェーデンで刊行された数週間後、ある学校の校長から「うちの高校で講演をしてもらえませんか」というメールをもらった。講堂で講演をしたのだが、ざっくり言って半数の生徒が途中でスマホを見ていた。自分の講演が聞くに堪えないせいだ、と私はがっかりした。しかし校長はこうとりなした。「全然、まったく逆ですよ。生徒たちがあんなに熱心に聞き入るのを見たのは久しぶりです」「でも、半分くらいの生徒はスマホをいじってたでしょう」「ええ、確かに。だけど、普段教室でどんなふうだか知ってますか？　全員がスマホをいじっていて、先生たちは生徒の注意を引くのに非常に苦労しているんです。前に勤めていた小学校では、休み時間に外で遊ぶ子供はいなかった。スマホを手に座ってるだけで」

帰り道、私は生徒たちが授業中にスマホをいじることについて考えた。私が学校に通っていた当時、歴史の先生は生徒が授業中にゲームボーイをするのを絶対に許さなかっただろう。仮に大きなポータブルテレビを引きずってきて映画を観ていたとしたら、数学の先生もそれを見逃しはしなかっただろう。あらゆる予測に反して先生たちがゲームボーイやテレビを許可していたら、私は学校で何を学べただろうか。

現在、多くの学校が授業中のスマホ使用を禁止している。個人的には当然だと思うが、反対意見もある。学校でスマホを使った場合の影響、その研究結果は何を教えてくれるのだろうか。まず、教室にスマホがなければ、子供たちはもっとノートを取るだろう。米国の研究者がある授業で子供たちを観察したところ、スマホを持っていない子供のほうがよくノートを取っていた。それも、かなり。その子たちのほうがよく学んでもいた。後で授業の内容を質問すると、スマホを持っていた子たちよりも明らかによく覚えていた。

勉強するときに紙を使うこと自体にもメリットがあるのだろう。ノルウェーの研究者が小学校高学年のグループの半数に紙の書籍で短編小説を読ませ、残りの半分にはタブレット端末で読ませた。その結果、紙の書籍で読んだグループの方が内容をよく覚えていた。同じ小説を読んだのにだ。特によく覚えていたのは、話の中でどういう順番で出来事が起こったかだった。考えられる説明としては、脳がデジタル端末のメールやチャット、更新情報などがくれるドーパミンの報酬に慣れ切ってしまっているからというものだ。脳が文章に集中するよりも、報酬がないことを無視するのに貴重な処理能力を費やしてしまい、結果として学びが悪くなるのだろう。

スマホ追放で成績アップ

手で書くほうが学べるのだから、教室内にスマホを持ち込まないほうがいいのは当然だ。しかし、やはりひとつの研究結果だけでは証拠にならないので、複数見てみよう。ある研究チームが、スマホが学習に及ぼす影響について100件近くの調査を行い、これ以上ないくらいはっきりとした結論が出た。「スマホを使いながらの学習だと、複数のメカニズムが妨げられる」つまり、子供も大人もスマホによって学習を妨害されるという結果だった。同時に研究者たちが指摘しているのが、他の人よりも大きく影響を受ける人がいる点だ。

100件以上の研究が行われ、その大半が明確にスマホの学習妨害を示唆しているのに、この手の研究は曖昧で不自然だと思われることがある。子供や大人がどのように物事を学ぶのかを調べるために、無作為なグループに分けて心理テストをさせるのだが、それが現実とはかけ離れているような印象を与えるのだ。

教室からスマホを追い出せば、本当は何が起きるのだろうか。英国ではロンドン、マンチェスター、バーミンガム、レスターにある複数の学校でスマホの使用を禁止した。生徒たちは朝スマホを預け、学校が終わると返してもらう。その結果、成績が上がった。

この調査を行った研究者の試算では、スマホを禁止した結果、9年生［訳註：日本の中学3年生］は1年間で1週間長く学校に通ったのに相当するほどの学習効果があった。特に成績を伸ばしたのは、勉強で苦労していた生徒たちだった。学校でスマホを禁止すれば、お金をかけずに生徒間の成績格差を縮められるというのが結論だ。

一部の生徒、特に成績上位の生徒は、スマホが益になることもあるかもしれない。少なくとも、それほど悪影響は受けないだろう。だがそれ以外の生徒にとってはスマホは害にしかならない。これは、人によって受ける影響には差があるという先ほどの研究結果と一致する。8〜11歳の子供約4000人に記憶力や集中力、言語能力を調べるテストを受けてもらった。スクリーンの前にいるのが2時間未満の子供たちは結果がよかった。だが、スマホ以外にも要因があった。毎晩9〜11時間眠っている子供の結果がよかったのだ。運動をしている子供も同様だった。

スマホやタブレット端末の利用制限にどれほど効果があるのかは、はっきりとわかっていない。しっかり睡眠を取り、運動することの影響も然り。間接的には、不眠や運動不足もスマホのせいかもしれない。スマホは眠りを悪くするし、座りっぱなしになるからだ。研究者たちの結論は簡潔だ。子供たちが能力を発揮するためには、毎日最低1時間は身体を動かし、9～11時間眠り、スマホの使用は1日最長2時間まで。この睡眠や運動、スマホ・タブレットの時間制限はごく現実的なものだ。だが、どのくらいの子供が達成できているかというと――たったの5％だ。

若者はどんどん眠れなくなっている

すでに書いた通り、私たちはますます眠れなくなっていて、特に若い人たちの間でその傾向が顕著だ。ティーンエイジャーの不眠自体は今に始まったことではない。10代は体内時計の遅延が起きる時期で、**夜型**になり朝起きるのが辛くなる。一方で9～10時間という、大人よりかなり長い睡眠時間を必要としてもいる。睡眠の必要性と体内時計の遅延が組み合わさり、朝起きるのが辛くなる。それを理由に、高校は朝の授業開始を遅らせた方がいいと主張する研究者もいるくらいだ。高校生の生物学的な身体のリズムに調和させるために。

いつの時代もティーンエイジャーは寝不足だったとはいえ、この10年で不眠の問題は悪化している。15～24歳で睡眠障害の診断を受けた若者の数は、理解しがたいことに2007年から5倍にも増えている。不眠は確かに2007年以前から増加傾向だったが、少しずつだったし、人数も少なかった。2007年——これが睡眠障害で受診した人の数がぐっと増えた年で、2011年にはオーバーヒートした。精神状態が悪くなって受診した人が増えたのと同じパターンだ。2011年に何が起きたのかは、もうおわかりだろう。インターネットにつながるスマホが本格的に普及し、iPhoneが金持ちの贅沢品から、子供や若者を含め皆のポケットに入った頃だ。

若者の睡眠時間の減少は、大人よりも速いスピードで進んでいる。20ヵ国70万人の子供を対象に睡眠の傾向を調べたところ、たった10年前に比べても睡眠時間が短くなっていることがわかった。皮肉なことに、同時期に、若者にとって睡眠がどれほど大事かという研究報告があふれ出したのだが。どのくらい短くなったのかというと、丸々1時間だ。毎日3000回近くスマホをスワイプし、そのせいで夜になっても興奮が収まらない、そんなティーンエイジャーのストレスフルな生活が眠れなくなる原因だというのは、憶測ではないだろう。

しつこいと思われるかもしれないが、よく眠れない原因は本当にスマホなのだろうか。ノルウェーで、1万人のティーンエイジャーにどのくらいの睡眠時間が必要だと思うか、そして実際に何時間眠っているかを調査した。さらにタブレット端末やスマホ、パソコンをどのくらい使うか、テレビをどれくらい観るかについても答えてもらった。その結果は大人とまったく同じ傾向だった。スクリーンの前にいる時間が長いほど不眠になる。やはり、スマホが若者の睡眠不足の大きな原因だというのは間違いなさそうだ。

英国では11〜18歳の半数が夜中にもスマホをチェックしていると答えた。10人に1人は最低でも10回確認している。彼らに罪悪感がないわけではない。7割近くが「学校の勉強に影響が出ているかもしれない」と答えている。睡眠の悩みは特に女子に顕著で、考えられる説明としては、SNSに費やす時間が女子の方が多く、男子はゲームをしている時間が長いからだろう。置いてきぼりにならないように、女の子たちはいつもオンラインでコミュニケーションが取れる状態でなければいけない。ひっきりなしにドーパミンが放出され、さらには、常にそこにいなければいけないことや他人と比べてしまうストレスとも相まって、余計に眠れなくなるのだ。

若者の精神不調が急増している

自分が今の時代のティーンエイジャーでなくてよかった——そんな自分勝手な考えが頭をよぎる。10〜17歳で精神科医にかかったり、向精神薬をもらったりしたことのある若者の割合はここ10年で倍になった、という統計を報告書で読んだのだ。もっとも増加したのは強い不安とうつで、いちばんの被害者は若い女性だ。ストックホルムでは、13～24歳の女性の10人に1人以上が公営の精神科にかかっている。なお、個人開業の精神科医はここに含まれていない。何もスウェーデンだけが特別なのではなく、若者の精神的な不調は世界中で爆発的に広がっている。米国でも、うつの診断を受けたティーンエイジャーは7年で6割増えた。

米国では90年代からティーンエイジャーのライフスタイルを追跡し、毎年、大規模なグループに「昼間は何をしているか」を尋ねている。友達に会うのか、デートをするのか、酒を飲むのか。またはスマホやパソコンを触っているのか、勉強しているのか、運動しているのかなど、ティーンエイジャーがやりそうなことすべてだ。そのときの気分を尋ねる質問もある。寂しいのか、不安なのか。睡眠についても設問がある。

このような調査は分析が難しいとはいえ、ここ数年、ある傾向が具体的になっている。スマホやパソコンの前で過ごす時間が長いほど、気分が落ち込む。パソコン、スマホ、タブレット端末を週に10時間以上使うティーンエイジャーがもっとも**「幸せではない」**と感じている。その次が6～9時間使用する若者だ。つまり、4～5時間以下の若者よりも「幸せではない」と思う率が高い。そんな調子で続く。スクリーンタイムと聞いて思い浮かぶすべて——SNS、ネットサーフィン、ユーチューブの動画にゲーム——が精神的な不調に繋がっていた。一方、それ以外のことをする場合、つまり誰かと会ったりスポーツをしたり、楽器を演奏したりすると精神的に元気になる傾向があった。

この傾向は複数の調査で見られた。16件の研究で合計12万5000人の子供・若者を調査した結果をまとめると、1日2時間を超えるスクリーンタイムはうつのリスクを高めている。時間が長くなればなるほど、リスクは高まる。4万人の子供・若者を調べると、1日7時間以上使用する人はスクリーンタイムの短い人と比べると、うつと不安の症状が倍も多く見られることがわかった。

1日に7時間のスクリーンタイムというのは想像を絶するほど長い。1日の時間から睡眠や移動、学校、食事の時間を除けば残りは8～9時間しかないのだ。その時間のほぼすべてをスマホに費やしているティーンエイジャーがそんなにいるのか？　いや、実はちっとも珍しくはない。2割がそうだった。ティーンエイジャーの5分の1が、基本的に起きている間の自由時間をずっとスクリーンを見つめて過ごしているのだ。

研究者がこういう結果を発表したのは欧米だけではない。中国でも13万人近くの子供・若者を調べたところ、スクリーンの前で過ごす時間が長いほどうつになる可能性が高かった。１日２時間を超える人は特にリスクが高まる。だが、一定の時間内であれば健康に好影響を与えるという研究もある。ただそれは１日に１時間程度であって、現在の若者の３〜４時間には程遠い。

長期調査の結果も同じ

それでは、若者の精神状態が悪化した原因はスマホにあるということだろうか。必ずしもそうとは限らない。もともと孤独で不安な若者がスクリーンに長い時間を費やしているのかもしれないのだし。ここでまた、「ニワトリと卵」の永遠の問いに戻ってしまう。その答えをはっきりさせるため、スマホの利用がうつと不安のリスクを高めるかどうかを長期にわたって調べた研究者たちがいた。４０００人の若年層にアンケートに答えてもらい、さらに1年後にもう一度アンケートを取った。その回答からは１回目のアンケートでスマホをよく使うと答えた人ほど、その後の1年で睡眠障害やうつ、ストレスを感じる率が高いことが読み取れた。つまり、スマホがうつや睡眠障害の原因となることを示唆している。幸せではなかったり、ストレスにさらされていたり、よく眠れなかったりする人がスマホを多く使うというわけではなく。

この調査では、子供よりもティーンエイジャーのほうが、スマホやタブレット端末の使用と心の不調が結びついていることがわかった。考えられる説明としては、子供はゲームで遊んだり動画を観たりするが、ティーンエイジャーはＳＮＳを使うからだろう。ここまで見てきたとおり、ＳＮＳは私たちの精神状態に影響を及ぼす。常に他人と比較することがストレスになり、心に不調をきたすのだ。

「ニワトリか卵か」のもうひとつの手がかりは、この手の調査結果が長期間でどのように変化してきたかにある。心理学の教授でティーンエイジャーの行動を研究するジーン・トゥウェンギーは２０１２年に何かが起きたことに気づいた。あまりにも劇的な変化で、データを１９３０年代まで遡ってもそれに匹敵するものはない。

２０１１年に、米国の若者は以前より孤独を感じるようになり、眠りも悪くなった。以前のようには友達と会わなくなり、デートもせず、アルコールの量も減り、運転免許を取ることにも関心がなくなった。同じ年にｉＰｈｏｎｅが高級なガジェットから、年間売り上げ1億２０００万台を超える存在になった。この年だけで２００７〜２０１０年と同じ台数が売れたのだ。また、スマホからつながるインターネットが本格的に普及し、突如として若者のほとんどがスマホを手にするようになった。

ここまでの研究結果から、「多くの若者が精神状態が悪くなって受診した原因はスマホだ」と推測することはできる。一方で、過剰に反応しすぎなのではという感覚もぬぐえない。これは単に、いつの時代にもあったモラル・パニックなのかもしれない。私の親世代がビデオやハードロックに憤慨したのと同じで。もしかしたら……スマホは何の関係もないのかもしれない。すべては社会の変化によるもので、特に就職が厳しい昨今、そのストレスが学校に通う若者をもプレッシャーにさらしている。それが孤独を感じさせ、精神状態を悪くしているのでは？

しかし、もう少しよくこの仮説を見てみることにしよう。今のティーンエイジャーは80年代ほど宿題に時間を使っていない。そもそも、学校の勉強に時間をかける若者はそうでない生徒よりも精神状態が良いようだ。学校自体が変化したこと、つまり学習目標が抽象的になったり、読書の優先度が下がったりしたことが、ある国では若者の精神状態を悪くしたかもしれない。しかし学校制度が全世界で同時期に同じように変わったという事実はもちろんない。一方で、若者の心の不調の増加は相当数の国で見られるのだ。

それでも、すべての原因は２００８年の金融危機後に起きた就職難だということはないだろうか。就職が一段と難しくなり、それが若者の不安と精神状態の悪化につながったとか？　もちろんそれも一因だという可能性はある。しかし就職難や不景気は以前にもあったが、精神状態がこれほど劇的に変化したことはない。精神科を受診する若者はあらゆる層で増えている。裕福な家庭なのか経済的に困窮した家庭なのかは関係ない。また、どの年齢層でも増加している。例えば、精神科の受診は12〜14歳が大きく増加しているが、この年代は普通、就職がいちばんの悩みということはないだろう。

または、こうも考えられる。精神的な問題は昔は口にするのを憚ったが、今は自分の精神状態を正直に話せる時代になった。受診する人の数が増えたのはそのせいだろうか。もちろんだ。だが、なぜ２０１２年に急増したのか。精神的な問題を口にしたり、精神科を受診したりするのは、何年もかけて徐々に変わってきたことだ。それに、アンケート調査では精神的な問題を隠す理由はないはずだ。なのに、匿名のアンケートから若者の精神状態がどんどん悪くなるのが伝わってきているのだ。

インターネットを携帯できるようになった時代

精神科を受診する若者が急増した２０１０年から２０１６年。その時期に若者の生活に起きた最大の変化、それはスマホからインターネットにアクセスできるようになったことだ。それまでほぼ存在しなかったものに、1日平均4時間を費やすまでになった。若者、いや大人にとっても、これほど急速で大規模な行動の変化は近代になかった。おそらく人類史上一度もなかった。

すでに述べたように、スマホの過剰使用で若者の精神状態が悪くなるメカニズムは複数考えられる。ストレスを引き起こして精神状態を悪化させていることもあれば、若者の自尊心を壊してしまうこともある。フェイスブックの親指マークやインスタグラムのハートによって、常に他人と自分を比較し、1秒ごとに何百人という同年代の若者に批評される。そして、自分がヒエラルキーの最下層にいるように感じてしまう。

さらに問題なのは、それ以外のことをする時間、特に心の不調をガードする活動の時間を奪ってしまうことだ。毎日スクリーンの前で4時間も過ごしていると、子供や若者は遊んだり「本当の」社会的接触を持ったりする暇がなくなる。運動やしっかり睡眠を取る時間もない。大半の人にとってはたいした問題ではないかもしれないが、精神的に脆い人や、スマホやSNSを使いすぎる人にとっては、それがコップから水が溢れる最後の一滴になる可能性がある。

精神状態VS依存

何かが影響しているかどうかを知りたければ、それを取り除いてみるという方法がある。しかし、そうやってスマホの影響を調査するのはなかなか難しかった。10ヵ国の学生を1000人集め、スマホをなくせばどんな影響があるかを調べようとしたが、半数以上が実験を中断してしまったのだ。その理由は全員、**「禁断症状」**のせいだという。

24時間スマホなしの生活をなんとか成し遂げた学生に体験談を記してもらった。チリの学生はこの経験が「トラウマになる寸前」だった。英国の学生は、なんとか1日我慢できたなんて「信じられない気持ち」だった。中国の学生は、「通信手段(メディア)なしで自分の気持ちを表現するのは無理」と言った。だが、全員が闇のような体験をしたわけではない。ある学生は「普段よりも周りの人たちと親しくなれた」、別の学生は「一緒に住んでる皆と、今までで最高の1日だった」と語っている。

多くのティーンエイジャーが、スマホ使用に関して自分が自制心を失っていることを自覚しているようだ。デンマークでは質問を受けた高校生の半数近くが、スマホを使い過ぎていると答えた。同じ傾向が米国でも見られ、若者の5割は自分がスマホ依存症だと感じている。女子の間で特に割合が高く、約6割だ。女子のほうが睡眠や精神状態、スマホ依存に問題を抱えているという結果はいくつもの調査で出ている。だが、米国の若者のようにそれを**依存症**と呼ぶのは大げさ過ぎるのでは？

依存症というのは、自分に害を及ぼすとわかっていても何度も繰り返してしまう症状だ。どういうことか、スマホの場合を詳しく見ていこう。「何度も繰り返す」については、若者も大人も起きている間じゅう10分間隔でスマホを手に取ることを考えると、間違いなくクリアしている。眠りが悪くなる、集中力が欠ける、後で考えると無駄だったと思うようなことに1日2時間費やす——そんなリスクを冒すのは「自分に害を及ぼす」行為だろうか。そのかわりに勉強したり友達に会ったり、運動や読書、楽器演奏をしたりすることもできたのに。そこにはもちろん明確なイエスもノーも存在しない。だが、害を及ぼしているかどうかを自分で考えてみてほしい。もし及ぼしていると思うなら、依存症と呼んでいいだろう。

個人的には、**スマホ依存**だと思う。もちろんスマホが「ヘロインのようだ」とか子供を「精神的な常用者にする」という意味ではない。ある米国の医師が新聞にそう投書したのだが、そんな大げさな誇張はスマホの依存性を軽視してしまう危険性につながる。

ヘロインほどではなくても、依存性はあるかもしれないのだ。スマホをあえて麻薬に例えるのは、技術雑誌『ＷＩＲＥＤ』の元編集長クリス・アンダーソンだ。「デジタル端末画面の依存性は、甘いお菓子とクラック〔訳註：吸引できる状態のコカイン〕のどちらに近いかと訊かれれば、クラックに近い」

スクリーンタイムの概念

スクリーンタイムというのはずいぶん幅の広い概念だ。スカイプでいとことお喋りすることや作文を書くためにウィキペディアで情報を探すこともそうだし、〈キャンディー・クラッシュ〉のゲームをしたり、フェイスブックをスクロールしたりも含まれる。デジタル技術には老いも若きも知識を得たり、技能を訓練できたりする素晴らしさがある。コンピューターゲームは空間認識能力を養うし、問題解決の訓練にもなる。パイロットや外科医の研修生は最新のシミュレーションプログラムを使って、コクピットや手術室で危機的状況が起きた場合の対処を訓練する。こういった素晴らしい例には子供を対象にしたものもある。

カロリンスカ研究所の教授トルケル・クリングベリは、子供でも大人でもコンピューターゲームを使えば作業記憶を鍛えられることを証明した。そのゲームによって集中力が高まり、ＡＤＨＤの症状を和らげることもできる。自閉症の研究をしているサイモン・バロン＝コーエンは、自閉症の子供が他人の感情を理解するためのプログラムを開発した。顔のついた自動車や列車の画像を使ったプログラムだ。子供の自動車や列車への興味を利用して、表情を読む練習をさせている。

すでに書いた通り、人間には新しいものを発見し、学びたいという衝動がある。その衝動は非常に強く、**報酬の探求**（reward-seeking）と**情報の探求**（information-seeking）を区別できないこともあるくらいだ。この衝動のおかげで、デジタルの補助手段を使うことで数学から言語、歴史、自然科学まであらゆることを学習できる。つまり、**スクリーン**のついた端末すべてに警告を発さなくてもいい。とはいえ、使用が自然にほどよく制限されると思うのも甘い。７歳の子供にスマホを持たせ、それをその子がうまく扱えると期待するのは非現実的だ。教室の椅子にお菓子とコミック雑誌を置き、お菓子は本当に欲しいときにひとつだけ、コミックは休憩したいときにちょっとだけ読むように、と指示するようなものだ。もちろんそれができる子もいるだろうが、大半の子供にとっては難しいことなのだから。

第8章　運動というスマートな対抗策

脳は身体を動かすためにできている。そこを理解しなければ、
多くの失敗を重ねることになるだろう。

――マイケル・ガザニガ（カリフォルニア大学神経科学教授）

仕事から帰宅するとへとへとだ。ソファに倒れ込んでしまいたいと全身が叫んでいる。でも心を落ち着かせる一番いい方法は、ランニングシューズを履いて外に出ること。ランニングから戻るとストレスは消えている。さっきよりも気分がよくなって心が落ち着き、集中力も戻っている。もっと早くこのことを知っていればなあ。

46歳の不動産ディベロッパーは、運動することでストレスや不安に対処していると語ってくれた。私はこれまでに同様の話を何百もの違ったバージョンで聞いてきた。診察室で、街中で、手紙やメールで、健康にとって運動がどれほどプラスに働くのかを。しかし、身体を動かすと心が健康になるというのは、ただの始まりに過ぎない。基本的に、すべての知的能力が、運動によって機能を向上させるのだ。集中できるようになるし、記憶力が高まり、ストレスにも強くなる。

多くの人がストレスを受け、集中できず、デジタルな情報の洪水に溺れそうになっている今、運動はスマートな対抗策だ。**最善の方法**と言ってもいいかもしれない。

情報のTsunami

毎日2・5京バイトのデータが新しく生まれている。1京というのは1000兆の10倍だ。そんなに大きな数字を理解しろと言われても無理だろうが、こう言い換えればいいだろうか。毎分1億8700万通のメールと3800万通のチャットが送信されている。それと同じ1分間に400時間分の動画がユーチューブにアップされる。さらに、370万件のグーグル検索と50万件のツイートが行われ、出会い系アプリのティンダーでは1000万枚の写真が右へ左へとスワイプされている。そのスピードは日に日に速くなるばかりだが、洪水のようなデジタル情報を処理する脳は1万年前から変わっていない。

次々と流れてくる情報を処理するためには、衝動を我慢できなくてはいけない。1分ごとにスマホを手に取りたくなる衝動もそうだし、今読んでいる記事から離れてしまうのにリンクをクリックしたくなる衝動もだ。ストループテストと呼ばれる心理学のテストがある。衝動を抑える能力を測るテストで、色の名前が別の色の文字で書かれている。例えば、「黄色」という単語が赤い文字で書いてあるのだが、できるだけ早く文字の色を答えなければいけない。色の名前ではなくて。簡単に思えるかもしれないが、制限時間があるとなかなか骨の折れる課題だ（インターネット上にあるのでやってみてほしい）。単純なテストなのに、その結果が各種の衝動を抑える能力を語っている。

ストループテストを受ける前に20分間運動した大人は、結果がよかった。それもかなりいい結果で、楽に衝動を抑えられている。何度か散歩したりランニングしただけでも効果があったが、いちばんいいのは数カ月間定期的に身体を動かした場合だ。子供でも、運動すると衝動を抑えやすくなり、スウェーデンの学校でもそれを取り入れ始めた。やり方はいろいろあるが、各科目の授業時間が減らないよう、授業開始前に15～20分間、皆で身体を動かすことが多い。この研究成果を実用につなげたい教師や校長、保護者によって熱心な取り組みが行われている。

この取り組みの結果はまだ研究報告という形で発表はされていないが、努力が実を結んだ様子が記事になっている。ヨーテボリ・ポステン紙とスウェーデン公共放送のニュースサイトの記事で、見出しはそれぞれ「心拍数と共に成績がアップ」「授業前に運動、ボーデン市の生徒が成績上昇」だ。身体を動かしたことで子供たちはよく学び、態度も落ちつく。以前よりも集中できるようになり、衝動的な行動が減ったという。ただ、子供や若者の睡眠欲求と体内時計を考えれば、授業前に15～20分運動というのは容易ではない。だから15分より短くても効果はあるのかが気になるところだが、実は効果がある。

少しの運動でも効果的

約100人の小学5年生に4週間毎日運動をさせ、実験を始める前と終了してから一連の心理テストを行った。すると、集中力が増しただけでなく、ひとつのことだけに注意を向けるのも上手くなっていた。しかも、情報処理まで速くなった。驚いたのは、ほんの少しの運動でいいという点だ。運動は教室内で行われ、時間は毎日たったの6分間(!)だったのだ。授業中に短い休憩を取って、体操の動画を流した。子供たちはその動きを真似て、筋肉の協調を鍛えた。動きは少しずつ難しくなっていったが、プロサッカーチームや跳び箱チャンピオンとは比較にならない程度だ。1日6分間だと非常に短いので、通常の授業に支障をきたすこともない。

この実験では毎日６分のプログラムを４週間続けたが、たったの１回でも効果はある。子供と若者に〈プリンス・オブ・ペルシャ〉というコンピューターゲームをさせた。難しい謎を解くために集中力を要する場面がいくつも出てくるゲームだ。ゲーム前に運動をすると、ゲームもうまくなった。こちらも長時間の運動が必要だったわけではない。たったの５分走っただけで、いいプレーができたのだ。現代の子供に足りないのは集中力と気をそらされない能力だが、わずか５分身体を動かすだけでそれが改善されたのだ。おもしろいことに、集中力の改善は特にＡＤＨＤ——集中することが非常に困難な症状——の子供に顕著だった。

ティーンや大人の集中力も改善するのだろうか。それも可能だ。３００人のティーンエイジャーに１週間歩数計をつけた実験では、よく動いた子ほど集中力が高まった。心拍数が上がる運動だとなおよい。ティーンと大人を対象にした30件ほどの調査をまとめると、そこでも同じ結果が出た。現代の貴重品である集中力に、運動はよい効果をもたらす。また、こんなこともわかった。運動によって、計画を立てたり注目する対象を変えたりする脳の実行機能（executive function）も改善する。なお、ティーンエイジャーの集中力は何度か散歩やランニングをしただけでも効果が現れたが、実行機能への効果は数週間から数カ月の定期的な運動が必要だった。

では、なぜ集中力が増すのか

答えはおそらく、私たちの先祖が身体をよく動かしていたからだ。狩りをしたり自分が追われたりしたときには、最大限の集中力が必要だ。本当に必要なときにいちばん集中力を発揮できるように、脳は数百万年かけて進化したのだ。追うか追われるかという世界だったのだから。狩猟はたまにしかやらなかったと思われがちだが、現代の狩猟採集民の調査から、1日に2~3時間は猟やその他の労働をしていたことが窺われる。その間、祖先たちは身体を動かしてもいたし、最大限に警戒してもいた。そういう人こそが追っていた獲物を捕えられたし、自分を追いかけてくる猛獣のランチにもならずにすんだのだ。

脳の大部分はサバンナでの日々から変わっていないわけだから、身体を動かすことであなたや私の集中力は高まる。だが今は猟に出たり、猛獣を避けたりするために集中力を発揮する必要はない。教室の椅子にじっと座っている、仕事のプレゼンをするといったことのために必要なのだ。ということは、運動は進化上のライフハックだ。この時代にも可能な限りうまく機能するためには、生物学的な生存メカニズムを活用すればいい。
現在、多くの学校で素晴らしい結果が出ているように。

子供でも大人でも、運動がストレスを予防する

運動を取り入れることで元気に活動し、脳の動きもよくしようとする人に何百人も会ってきたが、そこで気づいたことがある。皆がもっとも高く評価しているのは集中力アップではない。ストレスや不安への効果だ。

すでに書いたとおり、スウェーデンでは大人の9人に1人以上が抗うつ薬を服用している。この薬はうつだけでなく強い不安に対しても使われるが、個人的には9人に1人以上というのは多すぎると思っている。確かに薬は効くが、ちょっとお手軽に処方されすぎな部分がある。一方で、強い不安を抱えていて抗うつ薬を服用したほうがいいのに、していない人もいる。そういう人には、身体を動かすことが素晴らしい特効薬になる。

不安に陥りやすい大学生を2つのグループに分け、片方にはきついトレーニング（最大心拍数×60～90％の運動強度のランニングを20分）を、もう片方には緩いトレーニング（散歩を20分）をさせた。トレーニングは週に3回、2週間で合計6回行われた。ど

ちらも、普通の人にできるようなレベルのトレーニングだ。6回のトレーニング後、散歩組もランニング組も不安の度合いは下がったが、特に効果が顕著だったのはランニング組のほうだ。不安の軽減が運動直後だけでなく、その後24時間続いた。その効果はさらに長く続き、トレーニングプログラム終了の1週間後も、不安のレベルは依然低いままだったのだ。

世界保健機関（WHO）によれば、現在10人に1人が不安障害を抱えている。興味深いのは、よく運動をしている人たちにはそれほど不安障害が見られないことだ。これでも、運動が不安を予防するというのをまだ信じられないだろうか。大丈夫。合計700人近くの患者を対象にした15件の研究をまとめると、こんな結果が得られる。運動やトレーニングをすることで、不安から身を守ることができる。不安障害の診断を受けていても、正常の範囲内の不安であってもだ。これまでの調査と同様、心拍数が上がる運動によって最大の効果を得られる。

ストレスに対する心のエアバッグ

ストレスや不安を抱えた患者に、身体を動かすとそれらが軽減されると説明すると、戸惑われることが多い。「リラックスしたほうが効果があるんじゃないの？」と思うようだ。人間は地球上での時間の99％、ストレスの大部分が**「闘争か逃走か」**という類の危険に結びついていた。身体のコンディションがよければ、慌てて逃げるにしても攻撃に出るにしても、その場を切り抜けられる確率が上がる。よく身体を鍛えている人はストレスのシステムを急激に作動させる必要もなく、脅威の対象から走って逃げることができた。身体を**パニック**のギアに入れなくてよかったのだ。

ストレスのシステム自体はサバンナ時代から変化していないため、結果として、身体のコンディションがよい人ほどライオンから逃げるのが得意なだけでなく、現代社会のストレス源に対処するのも得意になる。普段からランニングをしている会計士が、決算前の忙しい時期にも同僚ほどストレスを受けないのには生物学的な理由がある。ストレスのシステムが「ストレスとは猛獣から走って逃げること」だった時代に形成されたからだ。身体を鍛えているおかげで、四半期報告書に目を通したりプレゼンしたりするときにも、あまりストレスシステムを作動させずにすむ。

すでに書いたように、不安は、脅威となり得るものに対して事前にストレスシステムを作動させることで起きる。例の**「火災報知器の原則」**だ。それと同じ進化論がここでも適用され、身体の状態がいい人はストレスシステムを事前に作動させる必要がない。脅威かもしれない対象を攻撃したり、逃げ出したりする体力があるからだ。それが不安の軽減につながる。

進化の過程で、身体のコンディションのいい人のほうがストレス源にうまく対処できたので、身体を動かすほうがストレスや不安に強くなる。その理論は妥当に思えるが、研究界で「妥当」は通用しない。それでは想像してみてほしい。ある音が一定の大きさで聞こえてくるとする。最初、5メートル後方で聞こえ、それが自分に向かってくる。その後、まったく同じ音が5メートル後方、つまりさっきと同じ場所で聞こえるが、音は遠ざかっていく。どちらの場合も、音はまったく同じように認識されていいはずだ。同じ音色、同じ音量、同じ場所で聞こえたのだから。しかし驚くことに、あなたは自分に近づいてくる音のほうが大きくて近くで聞こえたと認識するのだ。

この認識は、現実と一致しない。専門用語では**認知バイアス**（認知の偏り）と呼ばれている。近づいてくる音というのは危険をはらんでいる可能性があり、逃げるための猶予が必要になる。潜在的な危険が近づいているのを認識できるよう、進化は私たちに安全を確保する**猶予**を組み込んだのだ。だから自分に近づいてくる音を実際よりも大きいと認識する。ある調査では、身体の状態がいい人は音が近づいてこようが離れていこうが、同じように認識することがわかった。コンディションがよければフライングしなくてすむのだろう。近づいてくるものからも逃げられる、だから耳からの情報を歪めて認識する必要がないのだ。

近づいてくる音の認識の違いが身体のコンディションに起因している――これは、よい状態の人はストレスシステムをあまり作動させる必要がないという確固とした示唆だ。そこから、進化の過程で有酸素運動がストレス予防になったという結論を導くことができる。

ますます運動量が減っている

身体を動かすとストレスへの耐性がつくし、現代では貴重品になった集中力を与えてくれるから、デジタルな時代を生き抜く助けにもなる。ただ問題は、運動量がどんどん減っていることだ。今でも狩猟採集民として原始的な農耕社会に暮らす部族を調査すると、私たちの祖先は毎日1万4000歩から1万8000歩、歩いていたと思われる。今の私たちは1日5000歩にも満たない。そしてその数字は10年ごとに減っている。

スウェーデン人の平均的な体力は90年代から11%下がり、現在は大人の半数近くが、健康に害が及ぶほど身体のコンディションが悪い。特に悪いのは若い人たちだ。14歳の運動量は2000年頃と比べると女子で24%、男子で30%減っている。人類史上、これほど急速に減少したことはなかったはずだ。14歳の運動量が減ったいちばんの理由は？　スクリーンばかり見ているせいだ。

すべての運動に効果がある

では、大人も子供もどのくらい、どんなふうに運動をすれば、脳がちゃんと働くのだろうか。その問いの答えを探すため、イスラエルの研究者たちが5000件に上る研究結果を調べた。なんという作業量だろうか。どれも、運動が知能にどんな影響を与えるかという研究だ。その中から、優れた研究を100件弱選び出し、それでわかったのは

私たちはひどい体型！

直系の先祖に会ったとしよう。あなたが男性ならば父親の父親の父親の父親の父親、女性ならば母親の母親の母親の母親の母親だ。そうやって何世代も遡って、1万年前に生きていた先祖に会ったとしたら？　1万年も離れた親戚に対するあなたの第一印象は、「なんてよく鍛えられた肉体なんだろう……」のはずだ。一方で、私たちのほうは先祖よりもひどい、それもかなりひどい体型をしている。

7000年前のヒトの大腿骨や脛の骨を分析してみると、当時の平均的な骨質、骨量、強度は現在の長距離走者レベルだった。その中でもとりわけ身体の鍛えられた狩猟者や採集者は、現在のトップアスリートのレベルを超えている。ケンブリッジ大学の研究者コリン・ショウは、私たちの祖先は身体の状態に関しては**「怪物」**だと評している。一方、現代人の身体のコンディションはお世辞にも良いとは言えない。「現代人の体型はかなり悲惨なものだ」

ショウは、骨格の質が徐々に悪くなったことの最大の原因は運動量が減ったことだと考えている。座りっぱなしのライフスタイルのせいで骨密度が下がり、脚の強度も落ちた。言い換えれば、ますます座りっぱなしの現代、脳だけでなく身体機能も低下するリスクがあるのだ。

――なんと、あらゆる種類の運動が知能によい効果を与えるということだ。散歩、ヨガ、ランニング、筋トレ――どれも効果があった。運動によっていちばん改善されたのは、知能的な処理速度だ。運動をしていると頭の回転も速くなるというわけだ。

いちばんいいのは、6カ月間に最低52時間身体を動かすことだ。これは週に2時間という計算になり、さらに分割すると、例えば45分が3回になる。それより長く運動しても、さらに効果があるわけではないようだ。もちろん身体のコンディションはよくなるが。脳だけの話をすると、週に2時間あたりのどこかで効果に限界がくる。言い換えれば、マラソンまではする必要なしということだ。

脳の観点から見ると、心拍数は上げないより上げた方がいい。と言っても、速足で歩くだけでも驚くほどの効果がある。できることをやって、心拍数が上がればなおよしというわけだ。

第9章　脳はスマホに適応するのか？

シリコンチップがすべての形を変えるだろう。大事なこと以外のすべての形を。

――バーナード・レヴィン〔訳註：英国のジャーナリスト〕（1978年10月3日付「タイムズ」紙）

本書では、記憶力や集中力といった知能がスマホのせいで低下していることを分析してきた。また、現代のライフスタイルは座りっぱなしの時間が多く、睡眠時間も減っている。その影響についても指摘してきたが、これは私たちの頭が悪くなっているという意味だろうか。ちょっと待ってくれ、と思うだろう。昔よりは賢くなっているはずじゃないのか？　それはその通りなのだが、あくまでも長期的に見た場合だけだ。

欧米では、ＩＱ（知能指数）の平均スコアがここ１００年で30も上昇している。近代的なＩＱテストは20世紀初頭に開発され、当時の平均スコアは現在とまったく同じで１００だった。私たちが賢くなるにつれて、テストも難しくなった。現在ＩＱテストを受けて１００を取る人、つまり平均点を取る人は１００年前のテストなら１３０で、人口の３％に相当する最も賢いグループに属していたことになる。一方、20世紀初頭に１０

0点を取っていた人は——当時はそれが平均的な知能とされていたが——現在のテストでは70しか取れず、精神遅滞の基準を満たすことになる。

だが、100年前に生きていた人たちが私たちよりも頭が悪かったということではない。今の私たちと同じように、人生の実際的なことには対応できていた。私たちのIQのスコアが上がった原因としては、こういったことが考えられる。現代人のほうが知能テストに出てくる抽象的、数学的な思考の訓練をずっと多く受けている。なにより学校に通う期間が長くなった。現在スウェーデン人の半数が高校を卒業しているが、100年前はほとんどの人が7年間の国民学校を出ただけだった。それに、現代の仕事はもっと複雑だ。私自身の仕事を例に取ってみよう。100年前、医師が使える薬はそう多くなかった。まだ抗生物質も発見されていない時代だ。それが今では何千種類もの製剤が手に入り、医学の知識も広範囲にわたり、すべてを把握することは誰にもできないくらいだ。

私たちのIQは下がっている

より長く教育を受け、より難しい仕事をこなし、複雑さを増し続ける世界に私たちは住んでいる。それに合わせて、私たちは知的能力を発達させ、ＩＱテストで試されるような思考を訓練してきた。世代ごとにＩＱが高まる現象は、ニュージーランドの大学教授ジェームズ・フリンにちなんだ**フリン効果**として知られている。だが、フリン効果はデジタル化だけによるものではない。ＩＱは１９２０年代から10年単位でほぼ同程度上昇しているが、当時はまだテレビもインターネットもなかった。

ただ、ジェームズ・フリンは90年代の終わりから気懸かりな傾向に気づいていた。北欧ではＩＱの上昇が頭打ちになり、今では平均スコアが毎年いくらか下がっているほどだ。それほど劇的なものではない、年に０・２程度の低下だが、北欧では1世代後には6〜7も下がることになる。そうなると、誤差範囲とはとても言えない。フリンは、おそらく世界の他の地域でも同じことが起きるだろうと予測している。

フリンによれば、これは学校が昔より緩くなり、20〜30年前ほど読書が推奨されなくなったせいだという。それ以外に考えられるのは、身体を動かす時間が減ったことだ。怒濤のように流れてくるすべての情報を処理することが難しくなった、とも考えられる。

タクシー運転手の脳が変化した理由

ロンドンでタクシーに乗ると、毎回驚いてしまう。運転手が地図もGPSもなしに目的地にたどりつくからだ。ロンドンの道路網は巨大なだけでなく、何のロジックもシステムもないようなのに。単に私がラッキーで、経験豊富な運転手に当たったわけではない。ロンドンでタクシー運転手になるのは果敢な挑戦で、道路を2万本と場所を5万ヵ所記憶できなければいけない。必要な知識があまりに広範囲なため、「ザ・知識（ナレッジ）」という名前がついているほどだ。多くの人が何年もかけて受験準備をするが、半数は不合格になる。

学習量があまりに多いため、なんと、測定できるほどの変化を脳にもたらす。ザ・ナレッジのテスト勉強をしている志望者と一般的な同年代の人を比較したところ、学習を始める前には脳に違いはなかった。ところが後に再度検査してみると、テストに合格した人たちの脳は記憶中枢である海馬が成長して大きくなっていたのだ！　特に海馬の「後ろの方」の部分——専門用語では**後部**（posterior）——が成長していたが、そこは空間における自分の位置の把握を司る場所だ。同年代の一般人やテスト不合格者の脳では、海馬に変化は見られなかった。

学習によって海馬が成長し、物理的に大きくなる。つまり、脳は変化する――**可塑性**があることを具体的に示している。次は、運転手志望者がロンドンの道路を覚えることで海馬が成長する理由、それを解明する研究が始まっている。知らない場所でＧＰＳを使わずに運転すると、記憶と空間把握を司る海馬と、決定を下す前頭葉の両方が活性化する。三差路のように選択肢が多い状況に直面すると、これらの領域が特に活性化する。一方、ＧＰＳの「20メートル先、左方向へ」や「ロータリーを右に」という指示に従っているだけだと、海馬と前頭葉は同じようには活性化しない。すでに書いた通り、脳はエネルギーを節約しようとするので、必要ないことには力を注がない。つまり、使わないでいると知能の一部が失われる危険性がある。脳にとっては**「使うか捨てるか」**なのだから。

スマホやパソコンに多くのことを任せるにつれ、それを操作する以外の知能が次第に失われるのではと怖くなる。でももしかすると、知能の容量を解放して、何か別の大事なことに使えるようになるのでは？　ＧＰＳが自分の代わりに目的地を見つけてくれれば、集中してポッドキャストを聴いたり仕事のことを考えたりする時間ができるはず。そう、おそらくそうだ。だが何もかも外部委託するわけにはいかない。世界と接し、相手を批評し、目の前の情報を精査するためには、ある程度の知識が必要だ。ましてや今は、よりいっそう複雑な時代なのだ。複雑さを極めゆく社会は、私たちを賢明にする。フリン効果だ。だが、私たちが愚かになる可能性もあるような気がする。自分で考えるのをパソコンやスマホに任せてしまうこともできるからだ。これがまさしく、北欧のIQ低下傾向につながっているのだろう。

自動化や人工知能の普及により、消えてしまう職業は多い。人間に残される仕事は、おそらく集中力を要するものだ。皮肉なことに、集中力はデジタル社会で最も必要とされるものなのに、そのデジタル社会によって奪われてもいる。

「鉄道酔い」と「デジタル酔い」の決定的違い

「近代技術によって私たちは情報の洪水に溺れ、自分で考えることができなくなる」スイスの学者コンラート・ゲスナーは、近代技術が与える悪影響をいち早く警告したことで知られている。いや実際、とても早かった。彼が指したのはスマホやインターネットではなく「印刷技術」だった。16世紀の半ばの話だ。19世紀には、鉄道の普及に伴い「鉄道酔い」を警戒する悲観論者もいた。人間が時速30キロ超の速さで運ばれるのは不自然なことで、気分が悪くなり嘔吐する——それどころか命にかかわるかもしれない！その20年後には、電話は悪魔の発明で、雷雨や邪悪な魂を引きよせるとされた。社会に不安が広がり、電話交換所で働く職員を見つけるのが難しいほどだった。50年代には、テレビには催眠効果があると懸念された。

デジタルライフが私たちの脳に与える影響——それに対する懸念は、鉄道酔いや電話の邪悪な魂や、催眠術をかけるテレビのようなものなのかもしれない。技術革新が起きるたびに、ハルマゲドンを予言する人が必ずいるものだ。とはいえ、今回はこうした懸念を深刻に受け止めた方がいいことを示唆する点がある。今の私たちは新しいテクノロジーをどこにでも持ち歩き、基本的に昼夜を問わず使っている。昔、1日6〜7時間も列車に乗る人はいなかった。誰も1日6時間も電話で喋らなかったし、コートのポケットにテレビを入れて持ち歩く人もいなかった。だがスマホやパソコンは一日中使っている。それがこれまでの技術革命とは異なる点だ。

そのときに生きている世界に適応していく脳。私たちは永遠に驚かされ続けるだろう。その順応性と可塑性を考えると、今の「1日24時間、週に7日」のデジタルライフが、私たちに甚大な影響を及ぼさないとは考えられない。

研究が追いつかない！

デジタルライフが与える影響、その研究結果は毎日何件も発表され、それだけでめまいがしそうだ。そこで覚えておくべきことがひとつある。「研究には時間がかかる」ことだ。まず計画を立て、被験者を集め、調査を実施し、結果分析をしてから、それをまとめたものを学術雑誌に発表する。これには通常4〜5年かかる。つまり、今発表される研究の多くは2013年か2014年ごろに計画が始まったもので、その当時より、私たちがデジタルメディアに費やす時間は格段に増えている。

言い換えれば、デジタルの発展のほうが、その影響の研究よりも速いわけだ。今現在［訳註：2018年から2019年］のデジタルライフの影響を知りたければ、2023年まで待つしかない。ただ、その頃にはテクノロジーはさらに発展している。ここ20年間の傾向が真逆にならないかぎり、私たちはスマホやパソコンをさらに使っているだろう。そして2023年のデジタルの影響を知るには、2027年まで待たなくてはいけない。

だから気をつけたほうがいい、と思うのだ。スマホやタブレット端末を子供の手から——もしくは自分自身の手から——無理矢理もぎ取らなければいけないような状況なら、スマホ依存を疑おう。スマホに1日3時間費やした挙句によく眠れない、前より不安になった、集中力が落ちたと感じるなら、しばらくスマホから遠ざかる価値はある。ここまで紹介してきた研究結果を無視してもだ。

私たちは何を失いかけているのか

すでに書いたとおり、人間にはすぐ気が散るという自然な衝動があり、スマホはまさにそこをハッキングした。「今ではライオンではなくフェイスブックに気を散らされるようになった。それは単に、ヒトの起源の注意散漫さが戻っただけでは？　脳が進化したとおりなだけでは？」ある講演会でそう尋ねた男性がいた。私が「デジタル社会が人間を注意散漫にしている」と語ったときだ。これは非常にいい指摘だ。まさにその通りかもしれない。ただ問題は、その過程で本質的なものを失っているかもしれないことだ。

文化や科学技術の躍進の多くは、徹底的に集中する能力を持った人たちによってなされてきたものだ。相対性理論やＤＮＡ分子の発見、それにｉＰｈｏｎｅ――皮肉なことに、集中力を乱すのにうってつけの道具――の開発には、尋常ではない集中力が求められた。自分自身のことを考えてみても、スポーツや楽器、プログラミング、記事の執筆、料理――あなたに特技があるならそれがなんであれ、集中して努力してきた覚えがあるだろう。

「それでも、この新しいデジタルライフにもそのうち適応するのでは？」その男性は、私の答えに納得できずにくい下がった。確かに、文字や印刷技術、時計といった数々の技術の発明は、私たちの働き方やコミュニケーションの方法だけでなく、考え方にも影響を与えてきた。デジタルライフもそれと同じ可能性はあるが、だからといって必然的に良くなるとはかぎらない。

作家ニコラス・カーは印刷技術が大衆に著しい集中力を与えた様子を描写している。一冊の本を開けば、突如として他の人間の思考に身を置くことができ、その人が書き記した文章に集中することができる。カーは、インターネットは本とは真逆の存在だと考えている。インターネットは深い思索を拡散してはくれない。表面をかすめて次から次へと進んでいくだけだ。目新しい情報とドーパミン放出を永遠に求め続けて。

人間はまだ進化するのか

そう、私たちは進化を続けている。あなたも私も、進化の終着点ではない。進化が止まることはないが、今はゆっくりになっているかもしれない。暗鬱な事実だが、進化の基本はその環境下でメリットにならない特質をふるいにかけることだ。メリットにならない特質を持つ人は生き延びられず、遺伝子を後世に残すことができない。シロクマが徐々に白い毛皮を獲得したのは、白い毛ではないクマは死ぬ確率が高かったからだ。本書の冒頭に登場したカロリーに飢えたマリアも、遺伝子を残せる可能性が高かったのは、その世界では飢餓が当たり前だったからだ。充分に食べない人は、命を守れなかった。その欲求カロリーへの欲求はそうやって何千年もかけて人間の一般的な特質になった。その欲求を持たない人が死んでしまったからだ。

私たちは新しいデジタル社会にも適応するのだろうか。親指が徐々にチャットを打ちやすい形状になるとか、生まれつきコンピューターのプログラミング言語が理解できたりするように？　私はそうは思わない。進化の基本は、生存や繁殖にメリットになる特質が一般的になることだ。その特質を持たない人は生き延びることも、子孫を残すこともできないのだから。

現在の私たちは、お互いに助け合って生き延びることに長けている。世界の平均寿命はわずか２００年で30歳から70歳にまで延びた。体外受精により、それまでなら子供ができなかった人たちにも子供ができるようになった。どれも素晴らしいことだ。だが、純粋に生物学的には、進化にブレーキをかけている状態だ。生まれながらにしてプログラミング言語を理解できるというような進化は起こらない。なぜなら、そういう能力を持たずに生まれてきても死なないからだ。ああよかった！　私は持たないから。

ということは、人間はもうこれ以上進化しないのだろうか。必ずしもそうではない。ここ数十年、遺伝子技術は著しく進歩した。遺伝子が疾患にどう影響するかだけでなく、精神的な傾向や性格との関わりもわかってきた。今では身長や髪の色から知能、さらには社交的か神経質かといったことまで、どの遺伝子が関わっているのかわかっている。こうした知識が爆発的に伸びたのと並行して、遺伝子を変化させる技術も進歩した。この技術を使えば、遺伝物質をコピーして貼りつけることもできる。ワードファイル内でテキストを移動させるのと同じような感覚で。こうした技術は病気を引き起こす遺伝子を変化させたり取り除くことに使われており、それはもちろん良いことだ。ただ問題は、「その人の特質」と「病気」の境界線が常に明確だとは言えないことだ。

例えば、知能は多くの場合、遺伝子に起因する。しかし、たったひとつの**IQ遺伝子**が存在するのではなく、実際には何百もの遺伝子が少しずつあなたのIQに寄与している。子供のIQを少し高くするために遺伝子をいくつか操作する――そのアイデアは親になる人たちの興味をそそるだろう。大した空想力がなくてもそのくらいわかる。現在は許可もされていないし、可能でもないが、何年かすれば技術的には可能になるだろう。

遺伝子テクノロジーは将来、その人の特質を変えるために使われてしまうかもしれない。身長や性格、運動能力や知能などあらゆる特質を。多くの人がその進展に怯えている。人間が進化の過程を乗っ取り、次第に違うもの――新しい種類の人間になっていくことに。タイムマシーンに乗り込んで1000年先の未来に行けたとして、そこで会うのはどんな人間だろうか。個人的には、見た目も態度もあなたや私とほぼ同じ人間、そうであってほしい。

心の不調を軽くみてはならない

ここまで書いたように、ライフスタイルのデジタル化と並行して、多くの人が精神状態を悪くしている。ハーバード大学の研究者は、世界中で心の不調が急速に増えたことで、2030年までに16兆ドルもの費用がかかると警告している。現在のところ、この問題に充分な対策を取っている国はない。取り組みが強化されることで1350万人の命を救うことができるのに。「心の不調ほど軽く見られている健康問題はない」とハーバード大学の教授ヴィクラム・パテルも述べている。

スウェーデンでも心の不調は増加している。現在100万人近くの成人が抗うつ剤を服用しているが、これは90年代に比べると5〜10倍の増加だ。若者で精神障害の診断を受けたり薬をもらっている人の数は10年で2倍になっている。惨憺たる数字に、読むだけで心の不調をきたしそうだ。私たちは本当に以前より精神状態が悪くなっているのだろうか。その問いに答えるのは難しい。世界保健機関（WHO）によれば、スウェーデンでは2016年の時点で1990年からうつの若者が増えたわけではないという。以前より精神状態が悪くなったのではなく、今は些細なことでも受診し、ごく普通の感情に治療を求めていると主張する人もいる。誰を信用すればいいのだろうか。私自身は、増加を深刻に受け止めている派だ。人生につきものの感情の乱れを「精神科医がなんとかしてくれる」と非現実的な期待を寄せる人が確かにいるにしても。

私が高校生だった90年代、精神科医にかかるなんて考えられないことだった。精神科と聞くと、拘束衣と緩衝材で覆われた部屋が頭に浮かんだ。そのため、受診しないまま状態を悪化させている人も多かった。今では大勢が受診するようになり、それ自体は良いことだと思う。例えば、その結果自殺者は90年代に比べて３割も減少している。

人間は幸せな生き物ではない

私たち人間は自然に幸せな気分にはならない生き物だ。人間を形成してきた世界では、半数が10歳にならずに亡くなり、平均寿命は30歳で、感染症や飢餓、殺人、事故、そして猛獣に殺されてきた。癌や心臓病ではなく。そんな世界で生き延びるためには、心配性で警戒心が強いことが長所だった。祖先たちはどっちを向いても大惨事になる可能性――現代では**不安**と呼ばれるもの――が目に入ったはずだ。「人生は最高だ」と機嫌良く歩き回り、ガードを緩め、ヘビやライオンを見逃したり、自分を殺そうとしている隣人に気づかないよりもそのほうがよかったのだ。別の言い方をすれば、あなたの祖先は常に不安だったはずだ。その逆ではなくて。**「火災報知器の原則」**や感情が人間を様々な行動に出させることを思い出してほしい。

選択圧という作用がある。動物が、環境下で生存率を高められる特質を獲得することだ。雪に覆われた景色に溶け込めるよう白いシロクマを創ったのも選択圧だし、アルプスの急な斜面でバランスを保てるよう石を完璧につかめる蹄をもった山羊を創ったのも選択圧だ。しかし、幸せな気分のホモ・サピエンスを生み出す選択圧はこれまで存在しなかった。その理由は簡単で、そういう人間が生き延びる勝算が高くなかったからだ。「強いものが生き延びる」わけだが、肉体が強靭で、勇敢でストレスに強いだけでなく、事故や争いを避けられる能力も重要だった。不安や気分の落ち込みは、生存の観点からすると喜びや心の平安よりも大事なものだったのだ。

「こんなに恵まれているのに、なぜ精神状態が悪くなるんだろう」その答えは、自然が人間に長く続く幸福感を埋め込む価値を見出さなかったためだ。自然は私たちに一時的な幸せは与えてくれた。美味しいものを食べたときや友人と一緒にいるとき、セックスのとき、仕事で昇進したときなどに感じる幸福感だ。しかしこういったポジティブな感情はすぐに「もっと食べたい」「もっとセックスしたい」「もっと出世したい」という欲求に変わってしまう。そこにはもっともな理由がある。引き続き行動に出られるようにするためだ。

「昨日、お腹がはち切れそうなくらい食べたから、今日は食べなくてもいいかな」「去年の冬の住まいは安全で暖かかった。もうすぐまた冬が来るけど気にしなくていいや」私たちの祖先には、そんなふうに考える余裕はなかった。私たちの祖先の99・9％にとって食べ物、安全、見通せる未来といったセーフティーネットは、日常に存在しなかった。今のような余裕のある環境に、自然はまだ人間を適応させられていない。だから私たちは不安を感じ、危険を探し続ける。本当はもうそんなことをする必要はないのに。

ここまで読んで、あなたはがっかりしただろうか。その気持ちはよくわかる。だが絶望のあまり本を閉じてしまう前に、私はこう言いたい。実際には、必然的に不幸になると決められているわけではない。ほとんど全員が元気になれるようなコツがいくつかある。睡眠を優先し、身体をよく動かし、社会的な関係を作り、適度なストレスに自分をさらし、スマホの使用を制限すること。個人的には、もっと多くの人が心の不調を**予防する**ことが解決策だと思っている。解決法は薬箱の中にあると反射的に思いがちだが。確かに向精神薬は効く、それは間違いない。だからといってスウェーデン人の9人に1人以上が絶対に薬が必要というわけでも、他に方法がないというわけでもない。

不安や気分の落ち込みは人生において自然なことであって、それが私たちが生き延びるのを助けてきた。だからといって、そこで引き起こされる苦しみを無視するわけにもいかない。近視の人に向かって「人間はずっと目が悪かったんだよ。だからしょうがない」とは言わないし、眼鏡をかけるよう勧めるだろう。だから、「人間はいつの時代も精神状態が悪かったんだよ。だからしょうがない」とは言わない。そうではなく、その人たちの精神状態が改善するように助けなければいけない。20年前に比べて私たちは本当に精神に不調をきたしているのか——その問いは興味深い。だからといって、果てしなく長い時間をかけて自然が人間の脳に埋め込んだ苦しみを無視していい、というわけではない。

テクノロジーで退化しないために

「インターネットのせいで頭が悪くなり、うつになる」そんなタブロイド紙の見出しを、ここ数年頻繁に見かける。実際には、それよりずっと複雑な問題だ。もちろんデジタル化は人類が経験した中で最も大きな社会変革で、私たちが見ているのは**「ほんの始まり」**に過ぎないという推測が正しいだろう。今後数十年で、社会は私たちが夢にも見たことのない形に変化し、効率化されていくはずだ。同時に、２００年前に起きた別の社会変革と比較することもできる。産業革命だ。産業社会に移行したことで、私たちは食料の生産が上手になり、餓え死にする人も減った。産業革命以前の18世紀に生きたフランスの農民は可処分所得の約半分を食べ物に充てていたが、それでも1日１８００キロカロリーに満たなかった。今の私たちのカロリー消費量は1日2000キロカロリーを超えている。つまり、18世紀のフランスの農民は収入の半分を食料に費やしても、お腹いっぱい食べることはできなかったのだ。

それから300年後、世界の大部分で飢餓は根絶した。社会の発展のおかげで何百万人もが命を救われたのだ。だが、批判的な目で見てみると、私たちはカロリー過剰にうまく対応してこなかった。その結果として肥満が予防可能な死因リストの上位に挙がり、現在では飢餓よりも食べ過ぎで亡くなる人のほうが多い。

カロリーを得ることが私たちの健康のメリットにもデメリットにもなるように、デジタル化も私たちの脳に諸刃の剣となり得る。ボタンひとつで世界中の情報を手に入れられるのは、私たちの先祖には想像もつかないような贅沢だ。デジタル化のおかげで知能を効率的に使えるようになり、想像を絶するような創造性も与えられたかもしれない。しかし毎日何千回もスマホをスワイプして脳を攻撃していたら、影響が出てしまう。注意をそがれるのが慢性化すると、その刺激に欲求を感じるようになる。刺激自体が存在しないときにまで。小さな情報のかけら――チャットやツイート、フェイスブックの「いいね」――を取り込むことに慣れれば慣れるほど、大きな情報の塊をうまく取り込めなくなる。それこそが、複雑化する社会でいちばん必要なことのはずなのに。

私たちはデジタルな道具を賢く使わなければならないし、それにはデメリットがあることも理解しておかなくてはいけない。でなければ、お菓子の棚に並ぶ栄養のないカロリーに手を伸ばすのと同じくらい、無意味なデジタルのカロリーに対処できなくなってしまう。スマホというテクノロジーが、人間を2・0バージョンにするよりも、むしろ0・5バージョンにしてしまうのだ。

第10章　おわりに

私たちは未知の世界にいる。人間が進化し、適応してきたのとはかけ離れた世界だ。しかし今でも私たちは狩猟採集民の脳を持っていて、そこらじゅうに危険を探そうとし、すぐにストレスを感じ、気が散り、同時に複数の作業をするのが苦手だ。デジタルな世界に生きているというのに。その点にもっと配慮すれば、私たちはより健康に、健全に生きられるはずだ。

それが私がこの本を書いた理由だ。人間の脳や生物学的な基本条件といった知識を深めることで、一見奇妙に見える現象も理解できるようになる。長期にわたるストレスが、なぜ健康に壊滅的な影響を与えるのか。スマホを過剰に使うと、なぜ周囲の人に関心を持てなくなるのか。フェイスブックやインスタグラムがデジタルな親指マークやハートをつけるタイミングを調整して、私たちの報酬系を**ハッキング**していること。なぜ運動でストレスへの耐性がつくのか。スマホが枕元にあるとなぜ睡眠不足になる危険性があるのか。脳が進化してきた世界を知ることで、そういった現象を理解できるようになる。

だが、ひとつ大事なことがある。「石器時代と同じものを食べて健康になろう」とか「石器時代みたいな暮らしで幸せになろう」といった記事の見出しを、あなたもきっと目にしたことがあるはずだ。こういう見出しは種の起源に調和した暮らし方のほうが人間にとって自然なのだというイメージを与えてしまう。だからそのほうがいいはずだと。だが、自然に近いほうがいいと思うのは思考の罠で、よくそういう誤解が生まれるため**自然主義的誤謬**（naturalistic fallacy）という名前がついているほどだ。私たちの祖先がそんなふうに暮らしていたからといって、それが必然的によいという意味ではない。祖先たちは手に入るものを食べていただけで、それが健康的だという確証はない。祖先にとっても、私たちにとっても。

自然でないことはたくさんある。例えば、避妊具がいい例だ。セックスが妊娠につながるのは自然な現象だが、現代の私たちは避妊具を用いて妊娠を予防することができる。深刻な不整脈で亡くなるのも自然なことだが、今はペースメーカーがそれを予防してくれる。視力が悪い人は常に靄のかかった中で生きるのが自然な状態だが、今は眼鏡でそれを改善することができる。単純に進化の見地から「自然」かどうかをはかっても、それが良いとも悪いとも言えないのだ。

身体を動かすことで集中力が高まり、ストレスへの耐性がつき、記憶も強化されるのはわかっている。研究結果がそう示しているからだ。「祖先が今の私たちよりも身体をよく動かしていたから」ではなく。スマホを使い過ぎると気が散り、よく眠れなくなり、ストレスを感じる。それも研究で結果が出ているからわかることだ。「祖先はスマホを持っていなかったから」ではなく。なぜ人間がこんなふうに機能するのか。進化の観点で考えると、それがわかってくる。そして、人間の本質に深い洞察を与えてくれる。

すでに気づいたかもしれないが、これは答えばかりを集めた本ではない。問いを提起する本でもあるのだ。史上最大の行動変容の中で、人間が自分自身に問いかけなければいけないこと。ましてや、変化のスピードが増しているこの時代なのだから。

最後になるが、ポピュラーサイエンスでは内容の簡略化が求められ、この本もそうなっている。このすぐあとにはアドバイスをまとめておいた。よく眠って元気になりたい人たち、集中力を高め、現代のデジタルライフから受ける影響を最小限にとどめたい、そんな人たちへのアドバイスだ。

デジタル時代のアドバイス

自分のスマホ利用時間を知ろう

1日に何度スマホを手に取り、どのくらい時間をかけているのかを把握するために、アプリを使ってみるといい。そうすれば、スマホに奪われている時間が一目瞭然だ。自分を知ることが、変化への第一歩になる。

目覚まし時計と腕時計を買おう

スマホでなくてもいい機能は、スマホを使わないようにしよう。

毎日1～2時間、スマホをオフに

毎日2時間、オフにすることを周りの人にも伝えておこう。そうすれば、返事がないという怒りのメッセージが届いたり、人をイライラさせたりせずにすむ。

プッシュ通知もすべてオフにしよう

スマホの表示をモノクロに

色のない画面のほうがドーパミンの放出量が少ない。それによって、どのくらいスクロールを続けたくなるかが大きく左右される。

運転中はサイレントモードに

危険な瞬間に気が散るリスクが減る。悪いタイミングでお知らせや通話が来ると、いちばん必要なときに集中が妨げられる可能性がある。それに応答しなかったとしても、だ。

職場で

集中力が必要な作業をするときはスマホを手元に置かず、隣の部屋に置いておこう

チャットやメールをチェックする時間を決めよう

例えば1時間ごとに数分など。

人と会っているとき

友達と会っているときはスマホをマナーモードにして少し遠ざけておき、一緒にいる相手に集中しよう

そうすれば一緒に楽しく過ごせるはず。

あなたがスマホを取り出せば、周りにも伝染する

取り出さないようにすれば、それが連鎖反応になって、皆があなたを見習うはずだ。

子供と若者へのアドバイス

教室でスマホは禁止！

でないと学習能力が低下する。

スクリーンタイムを制限し、代わりに別のことをしよう

1日のスクリーンタイムは何分までならいいのか、分単位で推奨するのは難しいが、どうしても具体的な数字が欲しいなら、大人も子供も仕事や勉強以外でスマホ他のスクリーンに費やしていいのは最長で2時間だ。それでも睡眠、食事、職場や学校への移動時間を除けば、起きている時間の6分の1を費やしていることになる。8

歳未満の子供なら1時間が限度だ。私がいちばんいいと思うのは、別のことをする時間を設けること。宿題をする、運動をする、友達に会うなど、それに集中する時間を決めよう。

よい手本になろう

私たちは相手を真似ることで学ぶ。子供は大人がしているようにする。大人に「しなさい」と言われたようにではなく。

寝るとき

スマホやタブレット端末、電子書籍リーダーの電源を切ろう

少なくともベッドに入る1時間前には。

スマホを寝室に置かない

少しでも眠れないなら置かないほうがいい。朝起きるために目覚まし時計を買おう。

どうしてもスマホを寝室に置くなら、着信音を消しマナーモードに

寝る直前に仕事のメールを開かない

ストレスの対処法

ストレスの兆候を見逃さないようにしよう

（どんな兆候があるかは、56ページに）これらの兆候はストレス以外のことが原因の可能性もある。不明な場合は医療機関に連絡を。

運動と脳

どんな運動も脳に良い

中でもいちばんいいのは心拍数を上げる運動だ。とはいえ、マラソン大会に出ろと言っているわけではない。脳から見れば、ただ散歩するだけでも驚くほどの効果がある。とにかく大事なのは運動をすること。それで心拍数が上がればなおよい。

最大限にストレスレベルを下げ、集中力を高めたければ週に3回45分、できれば息が切れて汗もかくまで運動するといい

SNS

積極的に交流したいと思う人だけをフォローしよう

SNSは交流の道具と考えて

他の人の投稿に積極的にコメントすれば親近感が生まれ、関係も深まる。

スマホからはSNSをアンインストールして、パソコンでだけ使おう

謝辞

アメリカの癌専門医で作家のシッダールタ・ムカジーは、「考えるために執筆する」と言う。その意味はよくわかる。文章にしてみると、論述や思考の足りない部分がはっきりと見えてくるからだ。だが、書く以外にも思考を助けてくれることがある。それは賢明な人々と議論をすることだ。だから、以下に順不同で挙げる方々に深い感謝を捧げる。この本のために様々なひらめきを与えてくれた人たちだ。

ビョルン・ハンセン、ヴァニヤ・ハンセン、オットー・アンカルクローナ、マッツ・トリエン、グスタフ・セーデルストレーム、タヒル・ジャミル、マッティン・ローレンツォン、ミンナ・トゥンベリイェル、ダニエル・イエク、シモン・キヤガ、カール・ヨハン・スンドベリ、カール・トビエソン、マロウ・フォン・シーヴェシュ、クリストッフェル・アールボーム、ヨーナス・ピエテション、アンデシュ・ベーントソン、ヴィヴエーカ・ジィベリ、エルヴィラ・カールバウム、ジャクリーン・レヴィ、ヒューゴ・ラーゲルクランツ、マックス・テーグマルク、ウッレ・パルムレーフ、ニクラス・ニィベリ、マティアス・オルソン、ヨック・ミルゴード、マーリン・ショーストランド、テッド・マンネルフェルト、カール・ヨハン・グランディソン、そしてカーリン・ボイス。

　講演や街頭で、それにメールや手紙を通じて、私の一冊目の本に感謝していると言ってくださった皆様にもお礼の言葉を。どれほど勇気づけられたことか。

　ボニエル・ファクタ社のセシリア・ヴィクルンドとアンナ・パリヤクに、いつものように特大のありがとうを。本書制作中、根気強く励まし、ひらめきをくれ、投げたボールを返してくれた。

　オーディオ版で素晴らしい朗読をしてくれたヨハン・スヴェンソン、ボニエル社のマーケティング担当で新刊が出ることを広く広報してくれたソフィア・ヘウリンとハンナ・ルンドクヴィストにも感謝を。私の本を海外に紹介してくれるエージェント、ボニエル・ライツにも感謝する。

　みんな、いてくれてありがとう！

人生のバイブルに——訳者あとがき

スウェーデンで今もっとも注目されているメンタルヘルスのインフルエンサー、アンデシュ・ハンセン。精神科医である彼は、２０１６年に刊行された『一流の頭脳』で「運動するだけでストレスに強くなり、記憶力や集中力がアップする」ことを数々の論文を引用して示した。それが、人口が日本の13分の1のスウェーデンで60万部の大ベストセラーとなり、世界20ヵ国にも翻訳されたのには理由がある。ウォーキングやランニングなど、簡単でコストのかからない運動をするだけでこれほど素晴らしい効果をいくつも得られるという衝撃の事実はもとより、ハンセン独自の「人間の進化の見地」に基づいた説明がなんともわかりやすく合点のいくものだったからだ。私自身も読んだ翌日からさっそくウォーキングを開始、４年経った今でも続けている。

そんなアンデシュ・ハンセンの待望の新刊が本国で２０１９年に刊行され、42週にわたりベスト20にランクインした。それが本書『スマホ脳』だ。今回はさらに興味深いテーマを盛り込んでいる。私たちの日常には欠かせない存在となったスマホやｉＰａｄが人間、特に子供や若者にどういった影響を与えるかという問いだ。確かに便利ではあるが、こんなふうに使っていて長期的な悪影響はないのだろうか――誰しもそんな不安が頭をよぎったことがあるだろう。ましてや子供については、すでに悪影響を実感している親も多いかと思う。かといって今の時代、子供にスマホをもたせないわけにはいかない。どう使えば安全なのか、親も学校もそのあたりをわからないままＩＴの革新に流されているのが現状だ。本書『スマホ脳』は私たちのそんな疑問を真っ向から捉え、数々の研究結果を照らし合わせた上で、私たちに明確な答えを与えてくれる。今回もハンセンのトレードマークである「人間の進化の見地」から、説得力のある根拠が示されていく。ｉＰａｄの生みの親であるスティーブ・ジョブズは自分や子供のｉＰａｄ使用時間を厳しく制限していたというエピソードも出てくるが、それでもあなたは今までどおり子供に「スクリーン」を与えっぱなしにできるだろうか。

著者アンデシュ・ハンセンはノーベル生理学・医学賞の選考委員会もある名門カロリンスカ研究所（医科大学）で医学を学び、数多くの論文・記事を発表している現役の精神科医だ。『一流の頭脳』で一躍ブレイクした後は、有名なテレビのトークショー番組やニュース番組にも次々と登場し、２０１９年にはその年もっとも話題の人物がゲスト出演するラジオ番組（例えば今年２０２０年なら若き環境活動家グレタ・トゥーンベリや、コロナ対策でスウェーデンの顔となった公衆衛生局の国家主席疫学者、アンデシュ・テグネルなど）に登場、ハンセンが出た回は現在までに３１０万回再生され、２０１９年にもっともよく聴かれた回になった。２０２０年の春には自らがホストを務める番組 *Your Brain* のシーズン1も放映され、心と身体の健康に関しては今スウェーデンでもっとも影響力のあるインフルエンサーだ。

私にとっても『スマホ脳』は人生のバイブルとなり、本書で推奨されている適度な運動とスクリーンおよびＳＮＳとの付き合い方は、自分や子供の生活を考えるための大切な軸になっている。スウェーデンでは多くの親が同じように感じていると思う。娘が通う小学校でも、入学式の前にアンデシュ・ハンセンのＴＥＤトークのリンクが保護者全員に送られてきていたし、毎日授業前に20分ほど身体を動かす時間を設けている。スマホは朝学校に預け、校内では使用禁止。本書が教育業界にも他に例をみないほどの影響を与えているのを実感する。

ただし強調しておきたいのは、本書は決して子供と若者だけのための本ではないことだ。大人が自分のために知っておくべきこともたくさん詰まっている。最近物忘れがひどくなった、以前ほど集中力がなくなった、ストレスを感じやすくなったといったことはないだろうか。そんな人はぜひ本書を読んで、本来の自分を取り戻してほしい。なぜ人は過食に走るのか、なぜこの10年でうつや不眠が増加したのか、なぜ私たちはコロナの話題に過剰に反応するのか、近い将来ＡＩに取って替わられない仕事は何なのかといった点についても、研究結果と進化の見地から「なるほど！」となってしまうような答えを与えてくれる。

あなたやあなたのご家族にとっても、この本が人生を変えてくれる存在になることを願ってやまない。

なお、本書は一次訳を信頼のおけるスウェーデン語翻訳者のよこのななさんにお願いしました。新潮社の編集者北本さんをはじめ、刊行に関わってくださったすべての方々にお礼を申し上げます。

２０２０年９月30日

久山　葉子

アンデシュ・ハンセン　1974年スウェーデン生まれ。精神科医。経営学修士。現在は病院勤務の傍らメディア活動を続け、前作『一流の頭脳』は世界的ベストセラーに。

久山葉子　1975年兵庫県生まれ。翻訳家。エッセイスト。神戸女学院大学文学部英文学科卒。スウェーデン大使館商務部勤務を経て、現在はスウェーデン在住。

Ⓢ新潮新書

882

スマホ脳（のう）

著　者　アンデシュ・ハンセン

訳　者　久山葉子（くやまようこ）

2020年11月20日　発行
2024年９月５日　30刷

発行者　佐藤隆信

発行所　株式会社新潮社
〒162-8711　東京都新宿区矢来町71番地
編集部(03)3266-5430　読者係(03)3266-5111
https://www.shinchosha.co.jp

印刷所　株式会社光邦
製本所　株式会社大進堂

ISBN978-4-10-610882-2 C0247